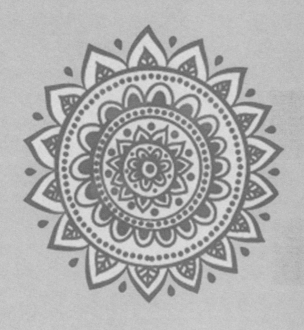

黄 蓉

陈静娴 / 著

身心灵合一的瑜伽体位法

北京时代华文书局

将此书献给敬爱的瑜伽精神导师

毕迪安难陀上师（Swami Vidyananda）

阿帝亚曼难陀上师（Swami Adhyatmanandaji Maharaj）

以及

所有爱好瑜伽的有缘人！

~ OM ~

导读

瑜伽（Yoga）是一门身心灵的整合修炼。

身的层次锻炼，可利用体位法（Asana）直接入门，亦可使一般大众从身体练习体会到健康、健美等好处，因此，今日的瑜伽已偏向运动和解剖学的身体认知，就不难理解。

那么，心灵的层次呢？

古老印度瑜伽真正的探索之道，其实是由外在粗钝的色身，转化至内在精微的心灵状态。

那么，我们应该要用何种方法、精神或态度，来扩展瑜伽视野？如何在瑜伽垫上做练习的过程中，让心念更安住于当下的体位法呢？如何使瑜伽的学习融入日常生活中呢？甚至，如何从外在身体练习转入内在智性修炼呢？

本书的诞生，即是想使练习者从体位法本身延续，激荡出更多内在思维的灵性火花，开启瑜伽视野的另一扇窗。

由于印度文明的庞大史诗所介绍的众多人物与神祇非常错综复杂，因此本书针对体位法相关之印度神话故事做归纳，期望给读者提供的阅读方向如下：

一、请先放下您对瑜伽原有的认知与体会，用轻松愉快的心情阅读神话故事，并留意体位法的来龙去脉。

二、"瑜伽垫内的体会"，为两位笔者分享练习体位法时应融入的心境。

三、"瑜伽垫外的哲思"，则是延伸说明故事背后的哲理或内涵等。

OM~Shantih Shantih Shantih~

认识体位法的内涵与精神

每当沉浸于浩瀚的瑜伽灵性知识中，或瑜伽功法的身心修炼中，我总是感到无限感恩，因为此生能学习到如此奥妙的千年智慧传承法门，协助我认清了自己的无明习气，引领我走向灵性觉醒的道路，通往未知但绝对是真理的神性源头。

即使处在信息爆炸与快速传播的现代，人们的思维与观念依旧受限于自我感官的狭隘认知、头脑有限的理解，或过度社会化地经验外在的物质生活，而容易落入小我二元对立的矛盾、冲突或我执，形成辛苦或痛苦的来源。

古老瑜伽是一门可协助我们明心见性、离苦得乐、回归灵性真我的修身养性法门。瑜伽有许多灵性知识的经典值得细细阅读，也有很多可用于日常生活的心法去印证与实修，更有许多重要技巧要整合练习，不单单只是体位法。

目前坊间的瑜伽课程，大部分仍以体位法练习为主要诉求，许多练习者已习惯于将体位法视为运动健身或解剖学去理解，实际上"瑜伽"是被归类在印度六大传统哲学派系之中，黄蓉因而兴起，撰写此书，目的是希望瑜伽人除了懂得从体位法觉察身体与呼吸外，更能借由本书延伸至体位法背后所代表的精神与内涵，再扩展至对瑜伽智慧传承的智性知识之学习，与朝向生命实相的探索。

印度是瑜伽的发祥地，本书介绍的体位法出处均来自印度神话故事。除了瑜伽之外，要了解印度艺术与文化，必须先了解其众多神祇且庞杂交错的神话故事。因此，本书介绍的与体位法相关的神话故事，除了可以帮助瑜伽人进一步了解瑜伽体位法的内涵哲理外，也能让读者通过书中提及的神话人物，一窥古印度文化的神秘面纱。直至今日，这些神祇仍深深影响印度的传统音乐、舞蹈、建筑、宗教，以及民间习俗与生活。喜爱印度文化的人，亦可将本书当作休闲阅读参考。

因为是神话故事，其中总会有不合逻辑的情理、天马行空之发想，希望读者在阅读时能回归到故事终究想传达教化人心之意，借以阐述瑜伽经义。

另一方面，神话故事也可以让人卸除现实生活框架或僵化思想的外衣，启发、激励或警示人性底层面。有些故事的情节众说纷纭，或因千百年的流传而延伸出数种民间版本，因此读者可将本书当作参考资料，用轻松的心态阅读就好。

笔者希望您在阅读本书后，未来在体位法练习上有另一种内在的心灵体会与收获，并从垫内的体位法练习延伸至日常生活中。本书也想提供给众多妈妈瑜伽学习者，作为孩子睡前寓教于乐的床头故事，用另一种温馨的方式分享您的瑜伽给家人。

在此，要特别感谢我的老友静娴相助合力完成本书。我们俩从十几岁的黄毛丫头好友到如今，黄蓉深感有限生命已进入到——用牙线比画眼线重要；戴老花眼镜比送鲜花实用；吃五种综合维生素比五星级饭店下午茶实在；不贪睡得好，只求睡得着；年龄数字即将比体重数字高；练瑜伽和静坐比看电影和旅行重要；内在境界比外在世界更美好。只能说，对一切充满感激、感恩、感谢！

　　献上诚挚的、满满的祝福！

OM~Shantih Shantih Shantih~

黄蓉 合十敬上

通过神话故事了解瑜伽哲学

因为对瑜伽的热爱，自二〇〇八年开始，我几乎每年都会到瑜伽的发源地印度深入学习。施化难陀瑜伽道场（Sivananda Yoga Ashram）的印度上师阿帝亚曼难陀（Swami Adhyatmanandaji Maharaj），在讲解《瑜伽经》（*Yoga Sutra*）、《薄伽梵歌》（*Bhagavad Gita*）这些瑜伽哲学经典时，都会引述很多的寓言或印度神话故事，加上他生动活泼的表演，让我对印度神话故事与哲学产生了兴趣。此外，上师每次都会带着我们参加各种印度戏剧、音乐、舞蹈等活动，其中包含各种神祇的庆典。这些活动也都与这些神话故事相呼应。

我和大多数人一样，都是从体位法开始认识瑜伽的，但有几千年历史的瑜伽精髓却不止于此。自从开始学习这些经典后，我发现自己发生很大的转变，因为通过对这些哲学的认识，我开始了解生命及生活的价值和目的，能够更平静与正面地面对生活的挑战。于是，我常常在想：要用什么样的方式让学生开始了解瑜伽哲学？因为对大多数的瑜伽练习者来说，只知道瑜伽动作，也就是所谓的体位法。我们不是在《摩诃婆罗多》（*Mahabharata*）、《罗摩衍那》（*Ramayana*）这样的史诗环境中长大的，更不用提这些哲学经典了。我们对于这些故事中的英雄、圣人，不会像对超人或蝙蝠侠一样熟悉，所以若是能从大家比较熟悉的体位法切入，而与这些印度神话故事有所联结，应该是一个很好的开始。通过了解这些故事，可以提供更宽广的瑜伽视野。

于是，这几年来，我开始在全省的研习课中，分享这些神话故事，也在体位法课堂上带入这些梵文名称念起来饶舌的体位法背后的神话故事及哲学，没想到效果不错，学生很喜欢，还会在脸书上分享所听到的内容。于是，瑜伽似乎慢慢地从瑜伽垫内的体位法往瑜伽垫外扩散了，而瑜伽本来就是垫内与垫外的练习。

这些丰富的神话故事中，有天上的、地面的和地下的世界；而我们的生活范围中，有工作的、家庭的、学业的世界。在神话的人物中，有天神、恶魔、仙女、凡人、动物等；在我们的周围，有父母、老板、员工、亲戚、朋友、同学、同事、宠物等。在神话故事中，有法力、苦行、诅咒和恩典；而我们的世界里，有宗教仪式、努力、计谋和祝福。不管是人还是神，都不断被这些物质或爱恨情仇的欲望及诱惑所驱使，同时又受宿命、业报、转世、解脱等观念的影响，也受到社会道德和法则的约束。神话中的美丑、善恶、情绪、矛盾，与我们自己还是在生活中面对的种种处境很类似，所有你看到的，不过就是自己内在的反射罢了！所以，在进行瑜伽垫内的体位法练习时，无论是看待自己或别人，往往也是我们看待这个世界的缩影。

我们都知道练习大多数的体位法需要柔软和力量，在练习平衡、倒立等一些困难的动作时，也需要勇气。但是对大多数人来说，我们先面临的恐怕会是沮丧、恐惧，甚至是忌妒、愤怒的情绪。若我们能从体位法背后的神话故事，理解到这些人物其实正是我们的缩影，而我们能通过这些心灵的体会，甚至是瑜伽古老经典的真理，引导自己进入瑜伽的精神世界，不断地练习从内在提起正念，慢慢地，我们的心念就能够平静和乐观。

所以，在练习这些体位法时，了解其背后的神话故事之内涵，也能在练习体位法时融入瑜伽的精神，让真正的瑜伽练习态度由内细微地往外产生，这样的转化是一件多么自然且美好的事情！练习这些动作时，所需力量背后的忠诚、柔软背后的谦卑、勇气背后的信心、放松背后的臣服、平衡背后的专注等，都会自然地从内心滋生；通过分享这些神话故事，可以帮助我们在瑜伽垫上练习时，所关注的或许会超过我们想要完成的体位法之技巧或姿态；我们的瑜伽练习不会只有体位法，还可以让我们在垫内及垫外的生活中都更能保有正念，甚至能体现故事中人物的美好特性。这是我教了十多年的体位法后，最想要传递和分享的。希望我们的瑜伽练习，能真正达到身心灵的和平，而不只是运动，或是像喊口号般地在垫内唱着"OM~ Shantih Shantih Shantih!"（嗡！和平、和平、和平！），但离开瑜伽垫后又生起了一堆烦恼。

我的理念刚好与好友黄蓉不谋而合，感谢黄蓉的邀请，我才有机会参与撰写本书。瑜伽的浩瀚，总让我深深觉得自己还需要更多的努力；但是通过在瑜伽课上分享后，从学生那里得到的回馈，又让我觉得不要小看自己的力量。在人生的道路上，瑜伽能帮助我们自我探索、自我发现与自我成长，并找到此生的价值。期待本书能开启大家对于瑜伽的另一种认识，在体位法之外，也能了解到更多的瑜伽精髓，让我们的瑜伽练习更全面、更丰富、更有内涵，同时也对生活有更多的觉察，对生命有更多的了悟！

OM~Shantih Shantih Shantih~

陈静娴 合十敬上

8

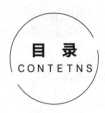

目　录
CONTETNS

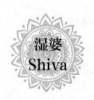

湿婆
Shiva

毗湿奴
Vishnu

奎师那
Krishna

罗摩
Rama

哈努曼
Hanuman

圣哲
Rishi

婆罗多族
Bharata

湿婆 *Shiva*

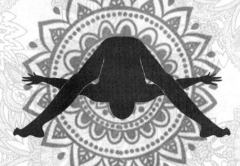

龟式
Kurmasana

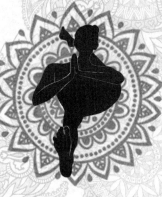

派拉瓦式
Bhairavasana

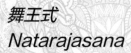
舞王式
Natarajasana

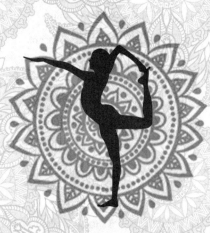

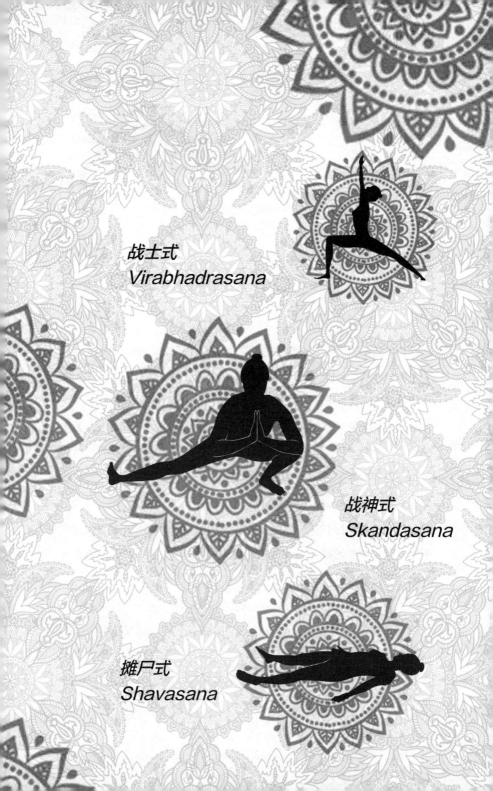

战士式
Virabhadrasana

战神式
Skandasana

摊尸式
Shavasana

1

龟式
Kurmasana

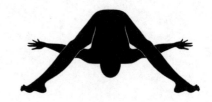

印度著名的宇宙创始神话故事即"搅拌乳海"（Samudra Manthan），于《摩诃婆罗多》《毗湿奴往世书》（*Vishnu Purana*）和《罗摩衍那》中均有出现，随着年代日渐久远而流传着数种故事版本。

所有的天神（Deva）、阿修罗（Asura）、干闼婆（Gandharva）和仙女"阿普娑罗"（Apsara），都居住在须弥山（Sumeru）上的美丽宫殿里。但即便是天神和阿修罗，也有着生老病死的困扰，因此大家都想要求取甘露（Amrita）以得长生不死。

然而，要取得甘露并非容易之事。在一次天神与阿修罗的激烈竞争中，保护神毗湿奴（Vishnu）出面调解纷争，并定下规则，要求双方合力取得甘露后再均分。

于是，双方开始了这场黑、白两道合作的艰巨工作——搅拌乳海。

高耸直入云霄的须弥山，四周被宇宙乳海包围着，其在海面下的深度也深不可测。众天神和阿修罗们即使合作出力，也无法把整座山拔起，只好向梵天（Brahma）和毗湿奴求助。这两位大神请求蛇王的兄弟大蛇"婆苏吉"（Vasuki）相助。大蛇婆苏吉有着莫大的力气，以巨长的身躯将须弥山环绕了数圈后，一使力便将须弥山连根拔起。此时，毗湿奴化身为龟王沉入海底，把须弥山背在背上，以己身为支点，须弥山则像是搅拌柱。接着，由九十二位阿修罗负责拉大蛇的头部，八十八位天神负责拉大蛇的尾巴，双方以规律的节奏轮流拉动蛇身，以便转动须弥山来搅拌乳海。乳海的海面掀起了阵阵波澜，传说此工作进行了数百年，甚至一千年……

由于双方夜以继日地搅拌，震动了乳海中的世界，以至于许多宝物陆续冒出海面。第一个出现的是一头母牛"卡玛汗奴"（Kamadhenu），接着是谷酒女神"梵琉尼"（Varuni），后来是"乐园大香树"（Kalpavriksha）。后来，当一轮明月（Chandra）出现时，湿婆（Shiva）心生喜悦地随手一捞，将之插在头上当作发饰。紧接着，海面浮出一匹神奇七头白马"乌蔡什罗婆"（Uchchaihshravas），被天神之首"因陀罗"（Indra）收养。随后，乳海里飞出一颗光芒夺目的魔石"考斯图跋"（Kaustubha），被毗湿奴别在胸前作为装饰品。之后，出现一只三头白象"伊罗婆陀"（Airavata），成了因陀罗的坐骑。接着，出现了一棵奇异树"帕里贾塔"（Parijat），因为它的花散发出奇特香味，被因陀罗抢先夺走。

这时，海面上出现了一位令人惊艳的吉祥天女"拉克希米"（Lakshmi）。她走向毗湿奴，成为他的妻子。之后，海水里又冒出了一位风华绝代的飞天女神，被天界舞者干闼婆抢走了。

搅拌工作持续进行着，众天神和阿修罗们满心期待甘露的出现，没想到，受不了长期被拉扯的大蛇婆苏吉，痛苦地嘴吐剧毒"哈拉哈拉"（Halahala）。剧毒四处飘散，导致天地间面临灭亡的威胁，三界均向湿婆求助。为了拯救大家，湿婆便吞下了这些剧毒，但因毒性太强烈，使得湿婆的喉咙被烧灼成青紫色。因此，湿婆也被称为"尼拉坎陀"（Nilakantha），意即青颈者。

最后，神医"帕般陀里"（Phanwantari）从乳海里走出来，手里拿着一瓶可让饮者长生不老的甘露。由于神医出现的位置靠近大蛇婆苏吉的头部，阿修罗们得以就近抢走。但保护神毗湿奴担心阿修罗们喝了甘露后会不利于众天神，便急中生智化身为婀娜多姿的天女"莫诃尼"（Mohini），赤脚跳着诱人的舞蹈。好色的阿修罗们目瞪口呆地看着美丽的仙女，一时竟忘了甘露瓶。众天神趁着阿修罗们魂不守舍之际，抢过瓶子，一一服下甘露。

当阿修罗们发现此情况时，众天神已因喝下甘露而快速恢复了功力。阿修罗自知不是众天神的对手，只好落荒而逃，从此三界平安无事。

○ 瑜伽垫内的体会

瑜伽体位法的名称，有一些以大自然为名，如：山式（Tadasana）、树式（Vrksasana）；有一些以圣人的名字命名，如：毗湿瓦密特拉式（Vishvamitrasana）、巴拉德瓦伽式（Bharadvajasana）；有一些以动物的名称命名，如：孔雀式（Mayurasana）、蝗虫式（Salabhasana）、骆驼式（Ustrasana）、下犬式（Adho Mukha Svanasana）等，龟式也是其中之一。

据说在几千年前，瑜伽修行者长期在喜马拉雅山上冥想，同时观察大自然及野生动物，发现动物天生就会自我疗愈。这些瑜伽修行者模仿这些动物的姿势，深觉其对身体有很大的益处，便以该动物的名称来为体位法命名。在练这些体位法时，不仅是以身体模仿各种生物的姿势，也必须以同理心来看待各种生物，因为不管是看似低等的生物或是完美的圣人，万物都呼吸着一样的生命能量。

龟式动作需要大腿后侧、内侧与髋关节的柔软度，否则背部会像"龟壳"一样拱得很高。一开始练习龟式时，需要将手臂和腿部固定在地面上，但这样的动作无法勉强进行，必须停留与呼吸，等做几次放松的深呼吸后，身体就可以再弯一点，四肢就可以再伸展多一些。

学生经常反映："这个动作好难哦！"看别人似乎很容易就能做到，自己却不行，常因此感到挫折。我们都听过龟兔赛跑的故事，兔子仗恃着自己身体的优势，最后却输给了乌龟。练习瑜伽也是如此，如果只是展现身体似的骄傲地练习，那么什么也学不到。如果你的身体很僵硬，那么瑜伽体位法的柔软度练习正是你所需要的。不要急！体位法的进步需要耐心与毅力，不需要有什么优势才能做得好。

瑜伽大师艾扬格（B.K.S. Iyengar, 1918—2014）的学生问他：如何才能够把体位法做得好？艾扬格大师只说："练习、练习、练习。"《哈达瑜伽之光》（*Hatha Yoga Pradipika*, 1.64）也说："无论是年轻人、老年人、高龄者还是体弱多病的人，只要能不断地练习，一定能在瑜伽上有所成就。"书中（1.66）又说："仅仅披着瑜伽士或出家人的外衣，或整天谈论瑜伽，都无法使你成就瑜伽。唯有不断地练习才是成就的秘诀所在。这是真实无疑的。"所以，一步一个脚印，扎实地练习，像乌龟一样不要怕慢，终有一天会抵达终点。

练习时，"头脑"和"身体"都得在正位上，保持平静以维持活力。过程中，你可能会面临阻力，紧绷的髋关节和大腿后侧的肌肉会使你感觉被困住，或因此而恐惧，这时，我们不要马上退缩，也不要强迫自己，而是把注意力放到行动的顺序上。在移动身体后，去感觉身体的反应和呼吸，也许你已经来到极限，也许你还有空间可以再让手脚多伸展一些。但是，在进行下一个动作之前，都必须先"停、看、听"，若是横冲直撞，只会招致危险。车子坏了，可以换新的；身体受伤了，可不是一件好玩的事。倾听身体的声音，如果身体告诉你是"黄灯"了，就要小心行动；如果是"红灯"，就必须停下来；如果是"绿灯"，就继续前进。所以，要停下来，看看身体的反应再行动，要留一些时间来接收身体真正要传达给你的感觉。

因为这个动作很有挑战性，所以心会很安静。所以，当你在练习这个姿势时，会经验一种微妙的感觉；当你要将手脚不断地往外伸展时，注意力必须不断地往内，而当注意力向内时，就是《瑜伽经》作者帕坦伽利（Patanjali）在第二章中提到的"感官收摄"（Pratyahara），感官指的是这些身体对外的接收器，包括眼睛、耳朵、鼻子、舌头、皮肤，当感官不对外在的环境起反应时，你的大脑就不会因为外在的变动而分心，心才能够转往内在。因此，你会感到宁静和集中，就像是乌龟缩到龟壳里头一样。《薄伽梵歌》（2.58）说："谁能像乌龟将其四肢完全收进龟壳一样，也将其感官从外在的对象中收摄进来，谁就安住于完美的意识中。"试着在这个体位法中体验感官收摄，让你的心进入壳内的那个无限世界。

龟式的练习，让我们拥有深入内心的平静，而这平静的力量、不与他人比较的态度，将帮助我们由内而外地勇敢面对生活上的挑战，凭借着恒心和毅力，终有一天能到达终点。记得刚开始学习瑜伽时，每次上完瑜伽课后，都会觉得很累，但是几年后，却会因为很累而去上瑜伽课。笔者静娴的印度上师阿帝亚曼难陀上师曾说："刚开始要爬山时，你需要行动，而当你登到山顶时，就不需行动，还可以享受到美好的风景。"所以当你有信念或想要做一件事时，是需要付出行动的。认为瑜伽很好或对瑜伽有信念，却没有保持练习，是没有用的。上师曾说："做任何事情，在刚开始时都需要纪律，就像小树一开始需要被保护，等到变成大树后就不需要了，其果实和树荫还可以成为其他生物的食物和庇荫，甚至连最重的大象都可以绑在大树上呢！"只有行动，不一定会成功；只有知识，都不行动，也不会有成就；唯有行动加上正确的知识，才是真正有智慧的人！

○ 瑜伽垫外的哲思

这个印度神话故事就是知名的"搅拌乳海"或"乳海翻腾"的故事。神话故事里总是充满着天神与恶魔交战的场景，正因为这些贪、嗔、痴与爱、恨、情、仇，我们的社会才有坏人、有好人、有邪恶、有正义等。

我们每天都在上演这种天神与恶魔的交战，当生活中需要为了某个目标而努力，在公司或学校里，同事、同学间的交战，甚至我们自己内在的天使与恶魔的交战，是合作关系还是竞争关系？或是当有人需要帮助或支持时，我们会像乌龟一样忍辱负重地帮助其他人，还是会像缩头乌龟一样躲起来？

瑜伽经典常常把这些眼、耳、鼻、舌、皮肤比喻为"门户"或"知识感官"。如果这些感官感到紧张，要鼓励它们放松。当门户放松且通道感觉冷静时，你可以训练自己的感官和心灵保持中立，而不是做出反应。若把"身体"比喻为"马车"，眼、耳、鼻、舌、皮肤五个"感官"是五匹"马"，"心念"是控制马匹的"缰绳"，"理智"是"车夫"，"真我"（Atma）是"乘客"，只要车夫保持清醒，稳稳地持着缰绳，他就能控制马匹拖动马车，将乘客迅速、安全地送到正确的目的地。

《加德奥义书》（*Katha Upanishad*）也说："真我好比坐在战车上的至尊神，理智就是马车夫，大脑是缰绳，感官是马匹，他们的目的地是牧场。明辨者始终驾驭着大脑，小心谨慎，意念纯净，他的感官就如同训练有素的良马，他会达到最终的目标，不再进入轮回。非明辨者无法驾驭大脑，注意力分散，意念不纯，他的感官就如同马车夫手上的几匹野马，使他无法到达目的地。"

也就是说，我们要做感官的主人。当人经不起各种对感官的诱惑，而有像赌、毒、贪污受贿、打架斗殴等所有一切行为，都是源自没有足够的智慧去控制感官。所以，当你保持中立并发展面对困难的能力后，就可以培养因应任何情况的洞察力和自觉行动，而不是依赖情绪来做反应。

任何事情都可以正面思考，当日出的时候就不会有黑暗。生气、贪婪、色欲、嫉妒，会把我们带入地狱并造成痛苦，若能放下自我执着，保持平静、控制感官、维持平衡、研读经典，都会帮助我们找到身为人类的宝藏。

有关乌龟和冥想的联结，帕坦伽利在《瑜伽经》（3.32）中提到龟脉（Kurma Nadi），这个区域是在咽喉、声带等部位，并说如果冥想这个部位，将会获得身心的稳定。并非只有坐下来冥想时才要稳定，练习体位法时也要这样，我们的心在哪里？是不是无法专注于当下？所以我们通过收摄感官来到摄心（Dharana），经过长时间的练习后就会进入冥想（Dhyana）了。

在文学和神话中，龟类经常被描述为有耐心且性情平和的生物。当你面对困难的情况时，无论是在瑜伽垫的内或外，记得模仿乌龟的宁静和坚韧，将会为你带来专注与平静。

② 舞王式
Natarajasana

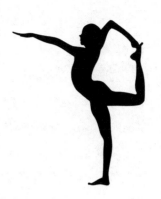

　　有一群居住于答如卡瓦讷（Darukavana）森林的隐士，因苦行而具有神通能力。然而，他们的妻子却崇拜着更伟大的苦行者——湿婆，这让他们心生无名忌妒。

　　为了展现他们修行而得的功力，隐士们来到湿婆的修行处，通过祭火变出一只猛虎来攻击湿婆，湿婆轻松地压制老虎，并剥下虎皮披在身上，虎皮便成为湿婆的披肩。接着，那群隐士又变出一只巨鹿，扑向湿婆。拥有四只手的湿婆，便用第二只手顺势抓住巨鹿，使它动弹不得。

　　然而，隐士们不肯罢休，又从祭火中变出一条拥有剧毒的眼镜蛇。但湿婆是万兽之主，怎会害怕呢？它用第三只手捉住毒蛇，将之往脖子上绕一圈，毒蛇便成了它的颈琏，也代表着它不畏惧死亡，甚至超越死亡。

　　最后，隐士变出一个身体是婴儿、头部是恶魔的侏儒"阿波斯马拉·普拉下"（Apasmara Purusha）。阿波斯马拉持着末端为死人骷髅的巨棒来攻击湿婆，而湿婆轻易地用第四只手抢走阿波斯马拉的巨棒，并将他踩在脚下，使其动弹不得。

这一连串的制暴行为，激发湿婆跳起激烈的舞步。当湿婆撼动人心的舞步越跳越激动，甚至达到出神入化的境界时，在场的隐士们及其他人皆感动万分、赞叹不已，由衷地臣服。

湿婆的舞蹈有柔与刚两种形式，一种是柔性舞蹈"拉斯雅"（Lasya），代表宇宙的创造，另一种是激烈舞蹈"坦达瓦"（Tandava），代表宇宙的破坏。此为一体两面，破坏是为了创造，再破坏是为了再生。因此，湿婆的舞蹈象征着宇宙永恒的运动，也是使宇宙永恒不朽的能量之来源。

有一个常见的雕像是湿婆在水火圈中舞蹈。外圈是火，内圈是海洋的水，代表幻相与痛苦。当湿婆起舞时，三只眼睛都是睁开的，分别代表洞察过去、当下和未来。湿婆的右脚踩着代表无知的阿波斯马拉；湿婆无意杀死他，而只是用脚踩着，代表着因有无知的存在，所以要通过努力和奉献去获得知识，另一个延伸的意义是抵制无知以彰显真理。

湿婆也是伟大的瑜伽士，缠绕在他颈部的蛇，除了象征不畏死亡或超越死亡，也代表着昆达里尼（Kundalini，又译为拙火，参见"10脉轮式"）的灵性能量。在瑜伽的修炼中，可借由唤醒此能量，来协助修行者达到与宇宙合一的最高境界。

○ 瑜伽垫内的体会

湿婆为瑜伽之神，而舞王式是湿婆的经典姿势，在体位法中是非常重要的。这个姿势有很多动作上的重点，你只能站在一只脚上，但是身体处在极度后弯的状态，因此是一个极度需要平衡、后弯与稳定的姿势，有一些手臂的变化式则需要更多肩膀的柔软度才能完成，不仅是一个非常有挑战性的体位法，也是一种内在舞蹈的艺术。在进入这个姿势时，感官需要收摄且非常专注，成为自己内在的主宰，要平静，也要执着，若是控制力不够，抬起的脚因不平衡而掉下来，就得重新再来。

学生大多认为平衡的动作很难做。的确，老师无法教导你如何创造出平衡，你必须自己去体验且维持稳定。事实上，站在地板上的脚掌并非一动也不动，而是不断地在动以维持平衡。平衡无法创造，只能维持。舞王式对身体的柔软度、肌力、肌耐力、体力和平衡上的训练来说，都是非常强烈的；此外，因为"后弯"和"平衡"都是需要开放与勇气的动作，在练习时，必然会体验到一些身体上的恐惧。在生活中，我们经常在心中累积一些恐惧，而当我们愿意敞开心胸时，就给了自己去除恐惧的机会。平衡让我们学习更有勇气，并克服害怕掉下来的恐惧，从而感受到自由。就像学习游泳那样，刚开始会怕水，而一旦克服恐惧，就能够享受在水中的自由！

生活中所经历的疼痛、失败，让我们知道自己需要更多的勇气与开放的态度，如果能在后弯与平衡的舞王式中，稳定地展现如同湿婆舞蹈般的解脱感，就更能拥抱来自心中或大脑的自由了！于是我们深深地感受到内在自性的圆满，或来自宇宙的恩典。

当我们在瑜伽垫上练习舞王式时，便想起湿婆跳的这支举世闻名的宇宙之舞"坦达瓦"，它仿佛诉说着宇宙的创造、维持与毁灭，并消除无知与束缚，使灵魂得到最后的自由。当我们不断地通过瑜伽的修炼获得新的能量，便能像舞王般，即使身处在轮回的水火圈内，仍毫不惧怕地敞开心胸，因为我们了解生命里一切的变化无常，都无法影响内心深处那个永恒的真我，因此能跳出属于自己的生命之舞，并在舞蹈中找到最佳的平衡、稳定和优雅的状态，正如同舞王式一样。

圣哲帕坦伽利在《瑜伽经》（1.2）上说："瑜伽能够平静心念上的波动。"（Yogas citta vrtti nirodhah.）这可以说是练习瑜伽的益处或目的之一。而学生的确可以通过瑜伽体位法的练习，体会到这一句话。这句话解释了我们如何通过体位法的练习而进入一种形而上的领域——"体验内在永恒的神性"。

当你第一次看到或练习舞王式时，关注的可能是这个体位法的难易度或挑战性。的确，练习这个体位法需要很大的耐心、决心和持之以恒的努力。在练习的过程中，不管出现怎样的情况，都要以坚定的态度面对，并对自己的状态保持乐观。练习的本身及我们的存在本身，都是神圣的。下次练习时，在关注身体或姿势之外，不妨采取瑜伽大师艾扬格所说的这种态度："你的身体如同一座庙宇，而体位法就是你的祷告。"

○ 瑜伽垫外的哲思

"忌妒"是人性内在的恶魔。当我们在学校或公司里忌妒别人的成绩或表现时，可能会耍点心眼；而在爱情的世界里，眼睛更是容不下一粒沙子。在社会新闻中，常看到因为爱而升起忌妒心，小则口头警告，大则伤害别人或致他人于死地，甚至玉石俱焚。忌妒的无名火会让人失去理智，不知道自己在做什么，导致最后不仅伤害别人，也伤害了自己。试着看看那些自己所拥有的一切，并珍惜之，将忌妒转化为动力，把他人的成就当作自己努力的标杆，学会欣赏别人。天生我才必有用，每个人都有自己的优点，应活出最好的自己。

　　古老瑜伽最重要的经典之一，便是帕坦伽利的《瑜伽经》，该书注重理论，所介绍的实际练习方法较少。而《哈达瑜伽之光》（或称《哈达瑜伽经》，*HathaYoga Pradipika*），以及《格兰达本集》（*Gheranda Samhita*）、《湿婆本集》（*Shiva Samhita*）刚好填补了其不足之处。其中，《湿婆本集》为湿婆与妻子帕尔瓦蒂（Parvati）的对话内容。

　　为了像湿婆一样跳舞，我们必须感到自由。"自由"是了解到没有一件事会永远束缚着我们。湿婆的舞蹈是从害怕改变到改变之后的解脱。它教导我们如何在宇宙这个冲浪板上驾驭这不断改变的波浪，航向喜悦的岸边。《瑜伽经》（2.3）提到"无知、自我中心、执着、憎恶和贪生，是练习瑜伽的五大障碍"。其中最大的障碍就是第五个——贪生（Abhinivesha）！死亡是最终的改变，害怕改变会导致很多的压力，甚至会引起战争。若我们能够拥抱改变，就能够从痛苦中解脱出来。当我们想要让某些事物创新，可能就需要毁坏旧有的或使其消失。如果湿婆没有做好破坏的工作，梵天就没有办法做好创造的工作了，因为湿婆必须提供一个重建的平台给梵天。所以，湿婆通过智慧在其毁灭力量中展现慈悲。它让我们有自由去打破社会的规范，并创造一些全新的东西。它为我们创造更多的空间，让我们对生活能有更正面或更多的选择，也帮助我们去除恐惧。如果我们真的想要改变，就必须能够拥抱毁灭。

　　湿婆的重要法器之一——三叉戟（Trishula）象征悦性、变性和惰性等三种属性，《薄伽梵歌》第十四章也提到，世界上所有的物质、自然和人类，均由这三种属性所组成。悦性代表纯净、光明、喜乐、和谐的状态，变性是激情或跃动的状态，惰性是黑暗、无知、怠惰的状态。这三种属性的比例会不断变化，有时，悦性变得明显，战胜变性和惰性；有时，变性战胜悦性和惰性；有时，惰性战胜悦性和变性。

当所有的感官都被知识开启时，悦性增强，便能体验到喜悦，悦性富有启发性，能使人摆脱一切不好的结果。但处于悦性的人会被幸福和知识概念所束缚。变性是由无限的欲望与渴求所产生，当变性增强时，欲望不受控制，就会有强烈的执着，会受到行动结果的束缚。惰性来自无知，当惰性增强时，我们会变得盲目、怠惰，甚至疯狂，灵魂因而被束缚着。

若能了解到所有一切都是这些属性的运作，就可以通过瑜伽的练习来超越这三种属性，提升灵性的本质。一旦超越这三种属性，就能在这些反应中不动摇、不烦乱，保持中立与超然，同时知道那只是属性在活跃，而处于自性之中，平等看待苦、乐，视土块、石头和金子同等，也平等看待顺境和逆境，在毁誉与荣辱之中都能保持稳定，如此就能摆脱生、老、病、死之苦，甚至在这一生就能享受到甘露。

3
派拉瓦式
Bhairavasana

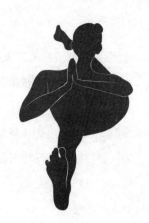

　　湿婆是苦行之神，终年在喜马拉雅山脉的卡拉萨山（Mount Kailash，大约位于现今的西藏普兰县境内）冥想静坐、瑜伽修炼与厉行苦行。湿婆被冠上许多称号，如伟大瑜伽士（Mahayogi）、舞蹈之王（Nataraja）、宇宙统治者（Viswanathan）、伟大之神（Mahadeva）、战胜死亡之神（Mahamrityunjaya）、至尊主（Paramesvara）等。

　　更早期的湿婆前身具有破坏神的毁灭性格，使得它有一个令人闻之丧胆的封号——暴风雨神"鲁陀罗"（Rudra），这个形象具有破坏及重生的能力。另外，强调湿婆最恐怖一面的名字是"派拉瓦"（Bhairava），意指恐怖的杀戮者，至今仍在印度和尼泊尔被崇拜着。

　　湿婆还有其他恐怖的别称，如象征湿婆是"毁灭万物者"的"诃罗"（Hara）、具有掌握死亡时刻决定权的"伽罗"（Kala），或有"恶魔之王"意思的"菩提商波罗"（Bhooteeshuvara）等。

　　关于派拉瓦的故事，出现于《湿婆往世书》（*Shiva Purana*）中，描述着梵天和毗湿奴的对话。毗湿奴问梵天："谁是宇宙的最高创造者?"身为创造神的梵天傲慢地响应说，他自己才是至高无上的造物主。梵天认为，湿婆有五颗头，自己也有五颗头，因此湿婆能做的一切，自己也可以做到。题外话，梵天原本只有四颗头（见"11 莲花式"），但因太迷恋智慧女神"萨拉斯瓦蒂"（Sarasvati），时常追着她跑；萨拉斯瓦蒂就算东西南北地四处闪躲，还是躲不过梵天四面脸的追踪，只好往天上飞，于是梵天就生出朝向天空的另一面脸，成了五颗头的形象。

由于梵天生起极大的我慢心，开始假造及越矩湿婆的工作，几番下来，渐渐勾出愤怒相的湿婆，使其变化成派拉瓦形态。它从第三眼射出火焰，焚烧了梵天的第五颗头，并折断自己的指甲当作锐器，轻而易举地削去了梵天的第五颗头，并持在自己手中。此举也代表它削去了梵天的自我与自大，使得梵天臣服于湿婆，愿意老老实实地安守本分，回到自己的工作岗位上。

○ 瑜伽垫内的体会

通常人们只要听到你在练瑜伽，大多会问："你可以把脚挂在头上吗?"好像瑜伽的练习就是要把脚挂在头上，或是把身体拗来拗去，而觉得练瑜伽好难。一般人都觉得自己不可能做到这样的动作，然而，那是因为没有练习。对于一个规律的练习者来说，只要慢慢练习，就有机会优雅地"躺在你的脚上"！

其实瑜伽的练习是循序渐进的，任何一个人都有进步的空间，这个派拉瓦式需要能够打得很开的髋关节，是一个极限的开髋动作。刚开始练习这个姿势时，可能无法把脚挂在头上，甚至连碰到胸口都很困难；即使能把脚挂在头上，头可能也抬不起来，若要同时伸直另一条腿，更是困难，这样怎么可能做到《瑜伽经》（2.46）里所说的"体位法是稳定舒适的动作"（Sthira sukham asanam）呢？

就像刚开始学习开车时，双手要握方向盘和打档，双脚要踩油门和离合器，眼睛要注意前方与后视镜，而这些部位彼此都不协调，让人觉得忙乱又紧张。但是在开了一段日子后，就能开始享受开车的方便与乐趣，停车也越来越顺手且容易了。其他如学习烹饪、画画等任何事情都是这样，刚开始会觉得很难，所以必须不断地练习，最后就能乐在其中。

瑜伽练习的终点，绝对不是要你把脚挂在头上。如果只是要把脚挂在头上或完成一些高难度动作，那么这对体操选手及马戏团表演工作者来说，应该是轻而易举的事了。

练瑜伽的真正目的，是要保持心念的稳定与平静，体位法只是一种途径或方法。《瑜伽经》（1.12—1.14）说："借由不断地练习与不执着，可以约束心灵的变化。"又说："持续稳定且不断努力的过程，谓之练习。""当你练习一段很长的时间，没有间断，且尽一切努力热忱，这个练习将稳固不移。"这些说法与笔者静娴的上师常说的话不谋而合："每天要练习，系统性地练习、科学化地练习、规律性地练习，不畏失败、保持兴趣，做任何事情都会成功。"所以，在做任何事之前，不要一开始就判断难易，也不要给自己找很多的借口，凡事以正确的态度和方法来练习，无论是学习体位法还是其他事情，都会成功的。

○ 瑜伽垫外的哲思

在印度，湿婆的信徒会在前额、胸及腕上，以灰或白檀、番红花涂上三道平行的横线，此标识的梵文称为"特瑞普恩德茹阿"（Tripundra）。

尊崇湿婆的左派追随者，有持棍棒的兽主派（Pashupata）、携带人类颅骨的顺世派（Kapalikas）、在前额画一个黑色记号的黑脸派（Kalamukha）、以自己的生活方式废除一切人为制度的艾古里派（Aghori）、以阳具符号的形式来崇拜湿婆的林迦派（Lingayata）等。有些印度的灵性追求者或苦行僧（Sadhu）会采用极端的肉体修行方式，如长年单只脚站立与行走，就连睡觉时也是，亦有采用经年高举一只手导致手臂变形干枯，或是采取严格断食法等，认为经由肉体的折磨可杜绝感官欲望，进而获得精神的自由，让灵魂得以解脱。笔者在印度的大壶节（Kumbha Mela）则看过有一群修行者完全没有穿衣服，全身涂满了灰烬，可能是炭灰，也可能是尸灰，此举有一说法是代表罪孽、死亡和重生。

印度教认为"毁灭"有"再生"的含义，故代表生殖能力的男性生殖器"林迦"是湿婆创造力的象征，受到性力派和湿婆派教徒的礼拜。《林迦往世书》（*Linga Purana*）对湿婆林迦的描写简直神奇到不可思议。传说在世界创造前，梵天与毗湿奴为了争夺谁是最厉害的神而发生争吵，湿婆巨大而雄伟的林迦突然耸立在他们之间。他们搞不清楚这是怎么回事，于是梵天化身为天鹅向上飞去以寻找林迦的顶端，毗湿奴则化作野猪向下寻找林迦的底部，结果花了一千年的时间也没有找到。

顺世派是崇拜湿婆的恐怖像，也就是派拉瓦。但并非所有湿婆的信奉者都遵循这样的极端道路去修行。不过，即使是神，也有欲望和自我，在印度的神话故事中，通常是谁也不服谁，谁也不让谁。所以，常常有许多故事是天神之间在比较谁的力量大，而要以比赛或打一架的方式来分出胜负。

人类就连信仰也想要分别或是比较，譬如：你的神不是最伟大的，我信奉的神才是最伟大的，诸如此类的事情从古至今不断上演，小至争吵，大至战争。我们争的到底是什么？宗教应该强调的和平与爱，竟变成分别与执着。梵天在头被砍下后，也愿意臣服在湿婆的脚下。但若我们争辩或作战失败，却只会导致更多的愤怒和争执，然后再引发更大的争辩或战争。我们是不是能够找到信仰初始的目的，不要因为信仰而让自己变得更自大，学习尊重彼此的选择，多一些包容，少一些批判，让自己的心胸变得像天空一样宽阔。

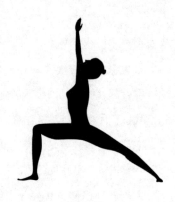

4
战士式
Virabhadrasana

　　这个故事出现于《伐由往世书》(*Vayu Purana*)，也称为"达刹—祭典—毁灭"(Daksha-Yajna-Nasha)。萨蒂(Sati)的好几个转世都崇拜着湿婆，是湿婆的奉献者。但是萨蒂的父亲——强大的国王达刹(Daksha)可不是湿婆的信奉者，更不赞成他们的婚姻。湿婆是个留着长发绺、披着虎皮的神，总是在充满了死人骨灰的墓地里冥想。湿婆隐居在山顶上，并花很多时间打坐，所以也不参与社会活动。它除了会喝下毒药(见"1龟式")，还喜欢跳舞。据说，湿婆随身携带一颗头骨(它砍下了梵天的第五颗头，详见"3派拉瓦式")。因此，湿婆对于维持传统社会并注重规章制度的国王达刹来说，是相对立的。

　　萨蒂义无反顾地与湿婆结婚之后，留下来住在卡拉萨山(Mount Kailash)。

　　对他们的婚事感到不满的国王达刹，在举行祭典时，邀请了所有神圣的神祇和祭司，且刻意不邀请湿婆和自己的女儿萨蒂。萨蒂在这种情况下被激怒了，她不能忍受父亲对湿婆的侮辱，想去跟父亲谈一谈，然而，湿婆却拒绝前往，并选择独自一人继续冥想。

萨蒂决定到祭典场上面对父亲。不幸的是，达刹在刚开始时拒绝与萨蒂说话，即使最终两人展开对话，达刹仍不断嘲笑萨蒂和湿婆，说湿婆的品性卑劣，并问她湿婆是不是"兽中之王"。参与祭典的客人都看着萨蒂并嘲笑她。萨蒂感到被羞辱，决定和父亲断绝一切关系，也包括他给自己的身体。萨蒂说："这是你给我的身体，但我不想再与它有任何关联。"然后萨蒂坐在地上，进入冥想入定的状态，通过瑜伽技巧，开始增加内心的火焰，直到起火自焚而死。[①]

湿婆很快就得知妻子死亡的消息。起初，他感到非常难过，随后转为愤怒。他扯下自己的衣服并撕开长发绺，把它扔在地面上创造了"维拉巴德纳"（Virabhadra，vira指英雄，bhadra指朋友）。湿婆指示它的战士维拉巴德纳到祭典场上打败达刹。

维拉巴德纳如一阵旋风般出现在祭典场上。维拉巴德纳先用双手握住剑，由下往上划过头顶（战士一式），向所有人展现他的存在。接着，维拉巴德纳双手前后开展，眼睛凝视着前方的敌人，后方的手臂稳定地拿着剑并准备随时蓄势待发（战士二式）。最后，维拉巴德纳把剑举到空中，并按湿婆的指示，快速、准确地砍断了达刹的头（战士三式）。这令人毛骨悚然的场面吓坏了所有人，每个人都害怕自己的头也会不保，逃的逃、躲的躲，维拉巴德纳破坏了整个祭典。

之后，湿婆抵达祭典场，收回维拉巴德纳并入自己的身体。悲剧

---

① 约公元四百年后，此神话故事的精神延伸至印度民间习俗时，被扭曲为"萨蒂仪式"，即寡妇需追随亡夫活活火葬殉情，以示忠贞。此残忍劣习直至一八二九年才正式立法取缔。

发生至此，身为达刹之父的梵天，以及毗湿奴，都出面安慰愤怒且悲伤的湿婆，请求湿婆原谅他的岳父达刹。湿婆看在他们出面的分上，才拿了祭桌上的一颗山羊头，让达刹重生。这使得达刹向湿婆鞠躬并称他为"善良、仁慈的人"。最后，湿婆抱起妻子的尸体，回到卡拉萨山过着孤独寂寞的生活。

○ 瑜伽垫内的体会

我们通过这个故事，了解到古代爱情悲剧与战士式一至三式之间的联结。这三式是许多瑜伽练习者常练，也是很熟悉的姿势。每次练习这些站姿时，总是需要很大的能量，学生常练得嗷嗷叫，因为大腿通常会很酸。不过，一旦双腿有力气之后，心脏也会更有力，健康的双腿将能帮助你多外出走走，看看这个美丽的世界。

战士一式需要大腿的强大力量，与肩膀、脊椎的柔软度；战士二式除了需要大腿的力量外，还需要髋关节的柔软度；在战士三式中，只有一条腿可支撑身体的重量，所以除了需要更多的大腿肌力之外，还需要有非常好的平衡感与身体控制力。这些看似是身体外在的力量，但若没有内在的精神力量支撑，就无法展现出身体外在力量的稳定。

我们常常看见很多报道，有一些生命的战士是身体有缺陷的人，但他们不仅不埋怨且愿意改变，通过自己的坚强意志力，完成超乎人们所能想象的事情。在练习战士一式时，你可以想象自己是一个具有神圣使命的无畏战士，将自己从"自我保护"的模式中释放出来，提起勇气和决心，就会在姿势里找到新的活力和力量，进而勇于面对接

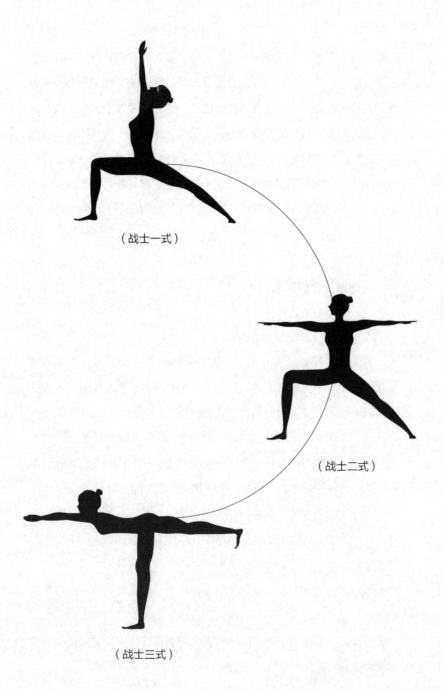

（战士一式）

（战士二式）

（战士三式）

下来的每一个挑战。在练习战士二式时，双手往左右打开，也打开了心胸，有助于接受自己与他人、接受行动后的改变、接纳生命及世界所有的一切；此外，双眼看着前方的手，象征你专注于目标，没有过去、没有未来，只专注在当下的每个呼吸。练习战士三式时，在吸气的同时提起你的信念，吐气的同时将身体前弯，双手像剑一般划向你的目标，让内在的坚定帮助你在这个姿势里支撑与停留，即使双腿不听使唤、发抖到不行，也不轻易放弃，因为战士的精神就是坚持。

○ 瑜伽垫外的哲思

很奇怪，以和平著称的瑜伽练习里，竟然有一个被称为"战士式"的姿势？其实，战士式并没有与"非暴力"（Ahisma）的瑜伽练习互相矛盾。因为在这个体位法中，我们并没有庆祝战士所造成的破坏和屠杀场景。相反，我们在这些姿势里，认知到自己内在的精神战士是如何每天与自己的自负及无知作战，而这两者就是苦的来源。我们可以将故事中的湿婆（和他的化身战士）视为代表更高的真我本性，以对萨蒂的爱之名，与傲慢的自我（达刹）战斗。

在真实的生活中，很多时候我们必须做一些困难的决定，如同湿婆，当他处在失去妻子的愤怒情绪中，即使身为神，也会失去理智，要了岳父的命。神都会犯错，更何况是生活混乱的我们？我们通常一冲动起来，就会像湿婆一样想要报复，可能秘密地做，或是这种想法不断地浮现在脑海中。当生活没有照着计划走时，我们会失望吗？我们能够抵抗这些压力下的冲动吗？我们能够将在垫内所感受的喜悦和简单，带到垫外充满挑战的生活吗？

我们常常因为急于追求瑜伽的精神，就忽略或漠视了人类的负面情感，像愤怒、忌妒和痛苦等。我们认为，当一个瑜伽人，就必须消除所有的负面情绪。然而，每天都有事情不断发生，要从生活中删除所有的困难是不可能的，更不用提我们每天都在面对所有人际关系所引起的压力而产生的小战役。

《瑜伽经》（1.33）："为了要保持平静而不受干扰的心，对于快乐的人，我们要培养友善的态度；对于不快乐的人，我们要培养怜悯的态度；对于拥有善良道德的人，我们欣喜；对于邪恶的人，则不予理会。"但我们真能为了对方的快乐而快乐吗？是不是有时候不快乐的原因是隔壁的邻居很快乐？达刹无法因为他的女儿在祈祷多年后终于能与湿婆结成连理而感受到快乐；萨蒂对于父亲的不快乐也无法怜悯；湿婆面对萨蒂的死，也无法对达刹不予理会，而派维拉巴德纳把他杀死。

这个爱情悲剧讲述着湿婆和妻子萨蒂的婚姻之间所充满的爱、恨、愤怒、暴力、悲伤、同情和宽恕。神也会失去对情绪的控制这件事，对我们来说是很珍贵的一课。并不是练了瑜伽之后，就能永远快乐和平，我们仍然要试着每天在心境上练习保持平静，这是很重要的。神有能力为它的错误做出弥补，如同湿婆最后因为原谅与宽恕而让岳父复活，这是他补救的方式。但我们面对自己冲动行为的后果时，可是没有能力做修补的。

著名的瑜伽经典《薄伽梵歌》，描述了神射手阿周那（Arjuna）与奎师那（Krishna）在战争前于俱卢之野（Kurukshetra）上的对话。当时的阿周那看见许多亲戚朋友都在敌对阵营，感到难过且困惑，竟连弓箭都举不起来，因此向充当马车夫的奎师那寻求指导。奎师那对阿周那说，他要尽战士的职责，行动比结果重要。最终成功说服阿周那参战。

在这个世界里，当我们离开瑜伽垫后，经常要扮演一个生活上的瑜伽战士。《瑜伽经》教导我们使用快乐、慈悲、欣喜和不予理会等作为工具，来保持平静；就算我们做错了，也要找机会尽最大的力量去弥补。《薄伽梵歌》要我们尽自己的职责投入战争，而不执着于行为的成果。战士式让我们有更多的力量使心达到完整、慈悲与爱的状态。

生活中有许多的战斗都无法避免，但是我们能挥舞灵性战士的武器：同情与宽恕。同情让你具有同理慈悲心，而宽恕是让过去的愤怒情绪不再干扰我们，且有可以改变的希望。所以，下次当我们了解如何作战并拿对了武器时，就成为一个有三百六十度视野、能看见所有情况的战士，我们不逃避、不恐惧，勇敢站起来打一场漂亮的战争，并且看到这些挑战所给予我们的力量，从而体现了这三个神圣姿势背后的意义。

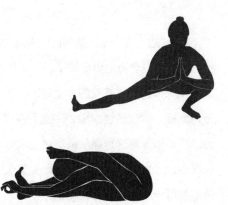

5
战神式
Skandasana

  战神式（Skandasana）体位法是为了纪念有"战神"称号的湿婆和帕尔瓦蒂的儿子—— 室建陀（Skanda）。在民间传说中，他另有多个名字，如库马罗（Kumara）、撒巴拉马尼亚（Subramaniyan）、三目卡（Sanmukha，意即六张脸之人）或穆卢干神（Lord Muruga）。善于长矛挥舞之技的室建陀，在史诗《摩诃婆罗多》中，被称为"堪都巴"（Kandoba），在南印度则广泛被称为"马拉伊·奇拉把"（Malai Kilaban）。如同古希腊罗马神话中的永恒少年（Puer Aeternus），年轻英挺的室建陀亦被冠上"青春永驻"之美名。

  室建陀最脍炙人口的故事，是出于公元五世纪印度诗人卡力达夏（Kalidasa）之手的《战神之诞生》（*Kumarasambhava*）史诗。印度教的古文学《室建陀往世书》（*Skanda Purana*）是以他为名，亦可窥知其重要性。

  话说，众天神长期受"塔拉苏拉"（Tarakasura）所带领的魔界骚扰，有一个预言提及，若欲消灭恶魔之首的塔拉苏拉，唯独湿婆所生之子的神力才能办到。伤脑筋的是，自从湿婆的妻子萨蒂自焚而死后

（详见4"战士式"），湿婆终日独居闭关静坐冥想，众天神无人胆敢干扰他，更别说奢望他生个孩子。

众天神请示了梵天的意见后，将帕尔瓦蒂（即萨蒂的化身）送去服侍湿婆，尝试色诱湿婆，并派爱神"卡玛"（Kama）去助她一臂之力。殊不知卡玛这善意的举动竟变成自杀任务。爱神的箭对准入定中的湿婆，一发即中，被箭射中而受惊扰的湿婆睁开眉心处的第三眼，从中发出一道快如闪电的火焰射向爱神，可怜的爱神当下化成灰烬。

在此事过后，难过并忏悔的帕尔瓦蒂决定要跟随并效法前世丈夫的修行脚步。她卸下所有美丽的饰物，换上素衣，专心致志地在山中静坐冥想。因被箭射中而从三摩地（Samadhi）回神的湿婆，观察了改变后的帕尔瓦蒂，心生爱意，终于接纳了她，帕尔瓦蒂成为他的第二任妻子。

关于室建陀的出生有很多种传说。

有一说是，虽然帕尔瓦蒂终于成为湿婆的妻子，但众天神太急着要赶快有湿婆的子嗣，所以推派火神"阿耆尼"（Agni）想想办法。于是，火神趁着这对夫妻在房中和好之际，借机使了点伎俩，取得湿婆播的种，置于瓶中，殊不知神的种有着滚烫的高温，火神只好把瓶子放进恒河，想借由河水来降温，但这个举动惹恼了恒河女神，而把它丢到河岸上的一处芦苇丛，而后诞生了室建陀。

这时，有六位美丽的少女（通称为克里蒂卡斯，Krittikas）来到恒河边想沐浴，捡到躺在芦苇丛中的新生儿，非常惊喜，因为宝宝实在太可爱了，大家争相要哺乳。这时，具神力的宝宝就化为六颗头，让六位临时乳母都可喂到它。

接下来，众人抢着要当宝宝的归属。

因哺乳而发挥出母性的克里蒂卡斯认为，是她们先捡到的，所以宝宝理应是她们的。火神认为，是他完成众天神推派的任务，才会有宝宝的诞生，抚养权理应给他。恒河女神认为，是她如子宫的河水孕育出宝宝，所以理应归她。就在大家争执不休时，湿婆出面了。众人终究抵不过"种"是他的这一事实和慑于他的权威而无话可说，宝宝回归帕尔瓦蒂的怀抱。

拥有普天畏惧的破坏神之血统的室建陀，在青少年时期即展现出过人的英勇。怀着使命而生的他，带着众天神的祝福和他的长矛神器，开始了长达六天的奋战。室建陀不负众望地一一歼灭了希哈木卡（Simhamukha）、苏拉帕曼（Surapadman）和魔头塔拉苏拉等阿修罗。

○ 瑜伽垫内的体会

在这样扎实的下盘练法中，要挑战的是腿部肌力与毅力能否战胜"无力感"，不论是完成动作本身的难度，还是反复练习后仍无力完美停留的挫败感。

如果说魔王之于室建陀是恶势力，那么我们内在的恶魔即是贪念、嗔恨心、恐惧、惰性、傲慢、执着等，小到克服体位法练习的过程，大到包括遇到挫折、打击、困顿时直接否定自己，或放弃重新开始。不论是科学家、艺术家还是企业家、政治家，所获得的成功绝对是经过多次的失败或不完美的过程后，又重新检视、重新尝试而得的成就果实。即便没有得到所谓的成功，在过程中亦能积累外在磨炼和内在成长的人生智慧。

如同室建陀尚需要经过整整六天来对战恶势力，我们更需要通过肢体与意志力的持续锻炼，累积点点滴滴的些微进步，来战胜内在的恶势力。

○ 瑜伽垫外的哲思

不知读者认不认同宿命论？认不认同每个婴儿已背负一种既定幸或不幸的出生？就如同室建陀带着特定使命而出生那般。近几年，在全球注目的叙利亚等地区的难解武力冲突中，有一部分成员是志愿加入的青少年。当许多青少年在冷气房中自在安心地打着在线电玩的同时，这些青少年已拿着真枪实弹在战场上牺牲了生命。

你或许以为"室建陀在众所期望下出生"只是个神话，但其实在生活周遭，有不少父母是期待指定性别的怀孕，或给予幼儿揠苗助长的教育、强迫孩子照自己的期望成长……身为长辈，应该自省，重新检视自己是小爱的有所求，还是以真爱为出发点。身为晚辈，则要同理长辈生长的时代背景下所造就的育子观念，并庆幸我们仍是处在以自由意志为首的环境。

一旦走上灵性自觉之路后，你可以成为自己生命的主宰，而非受到宿命的摆布，或牵制于原生家庭的影响。这个过程并不容易，常常需要生命历程的考验，但这正是灵魂来此生学习的用意之一，也是以经验理解生命实相的解题过程。

故事中，众天神使出了美色和爱神之计，看似失败，但经由帕尔瓦蒂的诚心忏悔后，故事又峰回路转地走向圆满。在现实生活中，不乏这样的履险如夷，与其说是在考验我们对事情的应对能力，不如说是在测试我们的心是否真诚心诚则灵，金石为开。

笔者曾经被瑜伽学员问过数次，为何苦修千年的大神湿婆仍需要娶妻生子？首先，神是经由人格化来譬喻和呈现人性的种种，以达教化人心之意。历代有名的瑜伽行者受上师要求须经历结婚生子的过程，确实也是常见的。回到修行一事，生活即道场，修行在生活。不论何种因缘形成你的生活模式，在行住坐卧间的每个当下，均可修行。从两个人或两人以上的生活联结中，内观到自己人性底层的种种，明白如何"修正自己的行为"并从中通透自心本性。

瑜伽提供一种生命观，即"Jivanmukta"——活在世俗中的解脱者。虽然这是千年前的观点，但即使到了现今科技发达的时代，仍非常适合想修行但在现实生活中尚有责任义务的人"以身试法"。我们不需脱离世俗生活，不需剃度出家，就能在物质生活中实践自我实现（Atman Sakshatkara）的道理，内在均能处于不执着、解脱（Moksha）的状态，以及灵性真我（Atma）的体现。

印度经典《薄伽梵歌》（10.24）中，至尊人格首神奎师那用数种譬喻彰显其超凡，其中一段的形容如："众将领中，我是战神室建陀。"在同部经典（4.42）也说道："要用知识当武器，断除你心中由愚昧所带来的疑惑，以瑜伽为武器，奋起战斗！"不论我们是何种既定出生，知识、智慧和修行皆如长矛，可握在手中，带给我们力量，陪我们行走于生命的战场。

祝福你是自己生命的主宰，并能感恩所有历程的发生！

6

摊尸式
Shavasana

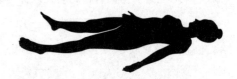

这个故事最早出现于《摩根德耶往世书》（*Mārkandeya Purana*）。

几千万年前，有一个名叫"罗克塔毗贾"（Raktavija）的阿修罗，他拥有一项特殊能力，就是掉在地上的每一滴血，都会变成一千个与本尊一样厉害的化身。

有一次，罗克塔毗贾率领阿修罗们进攻天界，众天神根本无法抵挡，只好前去恳求湿婆的帮助。然而，湿婆正在修行，众天神不敢打扰他，他的妻子帕尔瓦蒂便伸出援手，派出自己的化身杜尔伽（Durga）去作战。

为了降魔而出现的杜尔伽，拥有三只眼、十只手。她的手上各持法器，打败了许多阿修罗，但罗克塔毗贾却很难对付，因为他不但杀不死，还会因为流血而出现越来越多的化身。很快地，杜尔伽因为寡不敌众而越来越愤怒，脸部开始发黑，双眼发红，变成另一个化身——卡莉（Kali）女神。

卡莉可说是印度教中最有力量的女神，其形象跟一般女神温柔美丽的模样大相径庭。因战争而生的她，被描绘为皮肤黝黑、伸长的舌头上滴着恶魔的血，脖子上挂着一串人头，穿着断臂做成的裙子，四只手臂分持不同武器，而其中一只手提着被砍下的阿修罗之头颅。

卡莉一出现，便先来个下马威，对着阿修罗大军狂吼，怒吼响彻云霄，随后挥舞拿着武器的两双手，连环砍杀阿修罗。看到鲜血四溢，她异常兴奋，越砍越开心，速度之快让阿修罗们根本看不清楚卡莉到底有几颗头、几只手、几条腿。

不过，卡莉并没有因此而占上风，因为当罗克塔毗贾的血溅得越多，化身就越多，几乎放眼望去都是罗克塔毗贾的化身。但卡莉的反应不是沮丧，也不是害怕，而是愤怒。灵机一动的卡莉，开始吸这些罗克塔毗贾化身所流出的血，并把他们一个个给吃进肚子里，整个战场在一瞬间净空下来，罗克塔毗贾完全没想到自己会落到这个局面，就连天界的人都不敢相信卡莉这个新生女神竟能获得逆转。

毁灭为卡莉带来胜利的结果。然而，卡莉却深陷于杀戮带来的胜利成就与杀红眼的狂喜状态而无法自拔。她开始跳起舞来，双脚用力踩踏，使得整个大地开始剧烈震动，令三界众生受到影响且心生畏惧。

卡莉的黑暗力量已可媲美湿婆，几乎就要毁灭世界。破坏神湿婆不等保护神毗湿奴出手，为了解决众生的恐惧与痛苦，自己出来面对正疯狂跳着舞的卡莉。但他不采取激烈手段来制止卡莉，只是躺在她的脚下任其践踏，以缓冲对大地的震动力道。慢慢地，拉回一些理智的卡莉，意识到脚下践踏的是自身本尊的丈夫—— 湿婆，就羞愧地停止跳舞了。湿婆用温和、被动制暴的手法，和平解决了这个失控的场面。

○ 瑜伽垫内的体会

湿婆所采取的姿势是摊尸式（Shavasana）。如果问学瑜伽的人最喜欢的体位法是什么，摊尸式绝对是第一名。因为这是个放松的姿势，通常放在一连串的练习之后，来帮助学习者恢复能量。在课堂上练得很累时，都会期待摊尸式的来临，因为可以躺下来休息；但如果课程很轻松，又会觉得练摊尸式很无聊，因为躺在那里不知道要干什么，不敢乱动，又不懂得放松。这个看似最简单的体位法是最难的，因为放松对于现代人来说，是需要学习的。

大部分学习者都不太了解摊尸式的好处、目的与重要性。笔者静娴在印度施化难陀瑜伽道场上课时，有时一开始就被要求练习摊尸式，同时，在动作与动作之间，也会练习摊尸式。为什么摊尸式如此重要？因为在上课前练习摊尸式，可以放松身体，同时让大脑为即将进行的体位法做好准备。而动作之间的摊尸式是短暂的放松，能让身体恢复能量，以便进行下一个体位法。最后的摊尸式，则是让身心灵都得到彻底的放松与能量修复，所以下课后会充满能量，一点都不累！

摊尸式是要在动作中观想自己像尸体般动也不动，因为只要有一个地方动，肌肉就得用力而无法放松。有时候，我们会发现学习者的肩膀耸着，即使用口令请他们将肩膀放松，他们还是无法做到，一直到我们用双手触碰他们的肩膀来提醒，他们才会意识到自己的肩膀根本没有放松。

那些困难或是需要平衡的动作，很容易帮助学习者专注，但是像摊尸式这样看似简单的动作却非常不容易专注。以前我有个朋友一躺下来就打呼睡着了，大家都在偷笑。但是没睡着的同学，却常常一下子手指动动、脚趾动动或摸摸脸，也没有进入真正放松的状态。所以，要保持身体放松不动，但意识清醒、呼吸自然放松流动，真的很难，而这也是摊尸式要我们学习的。

○ 瑜伽垫外的哲思

练习摊尸式，是放松自己并放下自我的时候，湿婆不自私地以他的身体来唤醒愤怒中的卡莉，显示他臣服于自我。

通常我们脑中的声音总是说："我，我，我！"我的印度老师提瓦瑞（O.P.Tiwariji）曾说过一个故事：有个印度人在练习静坐，但是他养的猴子总是一直干扰他的练习，于是他想了一个办法，把猴子爱吃的鹰嘴豆放在一个窄口瓶里。当他静坐时，猴子果然被瓶子里的鹰嘴豆给吸引过去，它将手伸进去抓鹰嘴豆，但抓满豆子的手却无法通过瓶口。猴子东甩西甩，想要把瓶子甩开却怎么也做不到，等到它甩累了，手一松开，鹰嘴豆落下，手自然就离开瓶子了！

你是不是也这样紧抓着很多东西不放？学习放下你过去的故事、待办事项清单，和有关你是多么伟大或如何渺小的思想。当你能够放弃一切，摆脱情绪，摆脱周围人与你互动的情感包袱，就可以有巨大的和平、爱及清明升起。

人人都害怕死亡，而摊尸式其实是让我们预先练习，当你经历忙忙碌碌的人生后，来到最后的时刻，你能放松面对吗？还是紧抓着不放？摊尸式教导我们的概念是"身体不是我，我不是身体"，那我们是什么？《光明点奥义书》（*Tejobindu Upanishad*, 3.1~3.12）提到，我们是永恒的存在、觉知和喜悦（Satchitananda）。身体会老死，但永恒的觉性意识恒常。当我们能够真正了解到这样的灵性知识，死亡便不是一件恐怖的事了。就如同衣服穿旧了或破了，你会换一件新衣服；当身体老死，灵魂会再找下一个躯体轮回。而瑜伽，能帮助我们从轮回之中解脱出来。

练习摊尸式时，手掌心要张开朝上，除了肩膀能因此放松外，也代表给予和接受。我们常常会感到疑惑，为什么这个世界充满烦恼与痛苦呢？其实真正的烦恼与痛苦来自欲望。活在欲海里不可怕，可怕的是在欲海里被淹没了。

紧握的双手什么都抓不住，更何况人生的无常。如果愿意放开手，让该来的来，该去的去，就能够更放松地体验。人生旅途中，的确有太多美好的风景和诱人的事物，总让人在一开始时迷恋，进而想要拥有。于是，我们急迫地想要将爱情、金钱、事业、名声、地位等，全都握在手中，似乎只有这样才能算得上是幸福且成功的人生。然而，我们总是不满足，像贪心的小孩一样，一手握满了糖果，另一手还要再抓饼干，却因此而无法将零食送进嘴巴；为了要吃到这些零食，只得打开手，放开所有零食。我们是不是也掉进这种旋涡里，即使拥有全部却无法享受，也越来越不快乐？

欲望就像泥泞，脚一踩下去就无法自拔，让我们远离了快乐的彼岸。笔者静娴的上师说："我们再怎么吃，也只能塞满一个胃；我们再怎么睡，也只能睡一张床；再怎样伟大的亲情或爱情，在心爱的人过世后，你终究要把他／她火葬或土葬，无法把他／她留在身边一辈子。"如果是这样，我们能不能时时提醒自己，珍惜、感恩与放下。省思自己的生命，懂得尽力就好、活在当下，让我们的人生都有无可取代的意义。

有一段由明末清初的僧人释隆琦所写的语录，被近人填曲传唱为歌曲，歌词为："从迷到悟，一念之间；从爱到恨，无常之间；从生到死，呼吸之间；从古到今，笑谈之间；从你到我，善解之间；从心到心，天地之间……"学会转念、学会适时放手，我们的身心就能获得自由。

所以，下一次当你在练习摊尸式时，也许心中牵挂着重要的事情，或正忙着判断自己和周围的人，或已经在角落里打鼾。请不要陷入旧有的思维模式或存在方式，试着给予自己身体或精神上的放松。在大吐一口气后，就会知道放下的感觉有多好。有关湿婆最广为人知的唱诵，即为《玛哈米鸠拿亚咒语》（*Mahamrityunjaya Mantra*），意思是战胜死亡之咒语，也是湿婆的咒语。印度上师说，此咒语拥有很强大的能量。我们在印度时，每天晚上都要唱一百零八次。

Om Tryambakam Yajamahe Sugandhim Pushtivardhanam
Urvarukam Iva Bandhanan Mrityor Mukshiya Maamritat

我们向三眼的湿婆神致敬，他甜美的香气包围并滋润所有生命，愿他让我们从死亡解脱并赐予不朽，如同成熟的瓜离开藤蔓的束缚。

毗湿奴 *Vishnu*

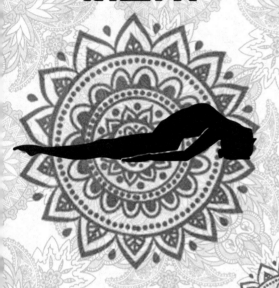

鱼式
Matsyasana

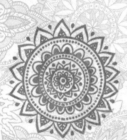

狮子式
Simhasana

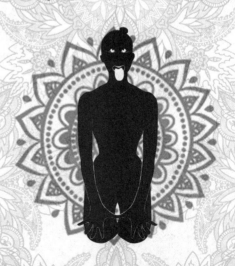

鹰式
Garudasana

脉轮式
Chakrasana

莲花式
Padmasana

▲ 毗湿奴的十个化身

1 鱼（Matsya）

2 龟（Kurma）

3 巨猪（Varaha）

4 人狮（Narasimha）

5 侏儒（Vamana）

6 罗摩（Rama）

7 奎师那（Krishna）

8 持斧罗摩（Parashurama）

9 佛陀（Buddha）

10 迦尔吉（Kalki）

7
鱼式
Matsyasana

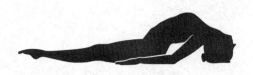

　　梵天为宇宙万物的创造者，掌管着宇宙。有一天，梵天突然睡着了，导致宇宙开始失去秩序。雨一直下个不停，河水开始不断上涨。一个名叫"哈亚格里瓦"（Hayagreeva）的恶魔偷走了记录世界上所有神圣智慧的四部吠陀经典。每当宇宙的秩序遭受威胁，在混乱中，保护神毗湿奴为了要解救宇宙万物，就会化身为某种形式。这些形式取决于当时的需要，而他第一次就是化身为鱼。

　　国王"萨提夫瑞"（Satyavrat）在河中沐浴时，一只小鱼游进他的手心说："陛下，保护我！"国王便把鱼放在椰子壳碗里，并带它回家。第二天早上，小鱼已经大到填满了碗，国王就换大一点的碗，但鱼儿迅速长大，每个容器都容不下它。国王就把鱼儿放到池塘、湖泊里，它还是持续不断地快速长大，最后国王决定带鱼儿去大海。"请不要把我放在大海，那里有怪物！"鱼儿说。

　　很明显地，这不是普通的鱼。国王萨提夫瑞将双手合在胸前，祈求鱼儿显现出真实的形态，并解释它待在这里的原因。这时，保护神毗湿奴站在他面前，告诉国王萨提夫瑞，整个世界在七天后将会被水淹没。"但我会带一艘船来给你。"毗湿奴说,"你要帮我重建世界,在接下来的七天内,你必须收集所有可以生长在地球的种子和植物,以及每一种动物。当我到达时,把这些东西都送到船上,并把宇宙之蛇'婆苏吉'当作绳子拴在我头上,我会载着你们安全渡过洪水。"

国王萨提夫瑞在约定的时间内,带着所有的种子、植物和每一种动物上船。在此期间,毗湿奴[或称"麻蹉"(Matsya),毗湿奴化身为鱼的形式]已经从哈亚格里瓦的手里救出吠陀经典并安全地放好。当他们航行时,麻蹉将所有瑜伽的神圣智慧教导给国王萨提夫瑞。今天,他的话语被称为《鱼往世书》(*Matsya Purana*)。他们航行了亿万年,一直到梵天醒来。一个闪亮的新世界出现,然后又形成海洋,国王萨提夫瑞成了玛努(Manu)——新时代的立法者、管理者。

○ 瑜伽垫内的体会

每一次练习鱼式,挺起胸膛做轻微的后弯动作,头顶着地,双眼平视后方,身体像鱼一样的柔软,会有舒服的感觉。后弯的动作能让心胸打开,带给我们积极乐观的感觉,亦能面对生活中所有的负面情绪,并正面思考其解决方式,从而在每件事情中获得启发或有所学习。一般人呼吸短浅,而鱼式能为你带来开阔的胸腔,可以轻柔地加深呼吸,颈部的延伸更是改善现代人常用3C产品导致肩颈功能失调的福音。

○ 瑜伽垫外的哲思

显然地，这个故事与《圣经》的"挪亚方舟大洪水"故事雷同。世界将被洪水摧毁，一个正直的人必须救援重要的生物，以重建世界文明。有趣的是，有些人不懂在这个故事里没有"诺亚夫人"，没有"每种生物要两个不同性别"，相反，解救吠陀经典是重要的，因为这是人类与神圣智慧的结合；而解救农业的种子和保存每个物种的精微体，则是为了未来的重建。如果你是国王萨提夫瑞，你选择保存什么？

相较于其他瑜伽派别，《鱼往世书》比较推崇的行动瑜伽，指出修行者应具备八大特质，即仁慈且不伤害他人和所有生物、宽恕心、保护寻求帮助的困顿者、免于忌妒、净化外在与内在、平静、不吝于协助哀伤者、不妄念别人的财富或妻子。

在故事的开头，国王萨提夫瑞自发地做了好事—— 解救小鱼。不断地帮助小鱼找到适合它居住的场所。后来得知原来这只鱼是前来拯救人类的毗湿奴化身，最后，众人反而被鱼儿所解救。你曾经只是为某人提供一个微小的服务，最后却发现这一行动竟然对那个人影响深远吗？以前的人总说："勿以善小而不为，勿以恶小而为之。"瑜伽是一种精神的力量，也是人生中的导航，如同神鱼指引着我们的方向。不管生命的洪水如何泛滥成灾，瑜伽的练习都会帮助我们安然地度过。

8
狮子式
Simhasana

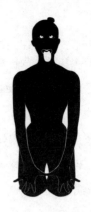

　　根据《薄伽梵往世书》（*Bhagavata Purana*）所述，在很久以前，有两个双胞胎魔王，分别叫"黑冉亚克沙"（Hiranyaksa）和"黑冉亚卡西普"（Hiranyakasipu）。他们的双重黑暗力量侵略了三界所处的大地，甚至在光天化日之下掳掠了大地女神，使得失去神力保护的大地沉入了海底，众生面临着苦难。众天神和圣人们祈求保护神毗湿奴前来解危。于是，毗湿奴化身为一头巨猪"瓦茹阿哈"（Varaha），不负众望地杀死了黑冉亚克沙，并用一双獠牙将大地从海底拱起，解决了末日危机。

　　正因如此，黑冉亚卡西普从心里怨恨着毗湿奴。为了复仇，必须提升自己的功力，于是黑冉亚卡西普开始进行最严厉的瑜伽苦行。他单脚站在蚁丘上一百年，不断念诵创造神梵天的名号，直到身体被蚂蚁咬坏了仍不罢休。终于，皇天不负苦心人，梵天骑着天鹅坐骑出现了。他并不清楚实际的状况，以为黑冉亚卡西普是他的奉献者，除了协助他恢复健康的身体，并劝他停止这种疯狂的苦行外，也愿意赐给他一个祝福。

黑冉亚卡西普要求能获得不死之躯。梵天说："我虽然拥有很长的寿命，但也不能永生。我无法将自己没有的东西赐给你。"狡诈的黑冉亚卡西普说："那就请您赐我不要被您所创造的生物所伤，赐我不死于任何屋内或屋外，不死于白天或夜晚，不死于天空或大地，不死于任何武器，人与兽、神与魔都无法伤害我。"梵天答应他的请求后，便离开了。

得到梵天的祝福后，黑冉亚卡西普开始战无不胜，很快就征服了整个宇宙并统治三界，没有人是他的对手。他甚至抢占了天神之首因陀罗的宫殿，并强迫众天神及天下众生都要崇拜他。除此之外，黑冉亚卡西普禁止所有人礼拜他最憎恨的毗湿奴，或是念诵他的圣名，违反命令者将会被抓起来并施与各种严厉的折磨，整个三界都笼罩在恐怖的氛围下。

后来，黑冉亚卡西普的妻子怀孕了，天神因陀罗为了报仇，同时不希望她生下魔王的后代，便伪装成黑冉亚卡西普将她拐走。但在中途，"皇后"被圣人"那茹阿达牟尼"（Narada Muni）拯救，来到其所居之处。在这里，人们均礼拜毗湿奴，因此，"皇后"的孩子"帕拉达"（Prahlada）自诞生后便受到此风气的熏陶，长年虔诚礼拜和念诵毗湿奴的神名。

几年后，他们母子被送回到黑冉亚卡西普的皇宫。起先，黑冉亚卡西普非常高兴妻儿能平安归来，但后来却发现帕拉达开口闭口都是自己的敌人——毗湿奴，甚至他还教导其他人也要礼拜毗湿奴。

黑冉亚卡西普一开始软硬兼施地劝阻帕拉达不要继续礼拜毗湿奴，并要求学校老师对帕拉达洗脑，告诉他："这世界上没有毗湿奴，你父亲才是最伟大的人。"但这些话语无法打动帕拉达，他反过来对老师讲述瑜伽的科学，还对同学讲述了毗湿奴的种种神迹，使得所有同学开始不相信老师的教学，转而礼拜毗湿奴。

帕拉达回到家后，黑冉亚卡西普想知道学校老师的洗脑成效如何，便询问他在学校里学到了什么。帕拉达把学校里发生的事告诉父亲，甚至说最好能离开家和皇宫，到森林里练习瑜伽并冥想毗湿奴。

黑冉亚卡西普听到这一切后，气得失去理智，萌生出要杀死帕拉达的念头。他先叫人用毒蛇去咬杀帕拉达，可是毒蛇却变成了美丽的花环。于是，他叫自己精通火术的姐姐霍莉卡（Holika）用火去烧死帕拉达。霍莉卡曾因为苦修有成而得到湿婆赠送的一张防火神毯，她诱骗帕拉达一起坐上毯子，并飞到火堆上方，企图借机推下帕拉达。具有神通力的湿婆在得知此举后，一怒之下，立即收回了自己送出的毯子。帕拉达在神的护佑下平安无事，而霍莉卡却被大火给烧死了。

接着，黑冉亚卡西普尝试对帕拉达下毒药，没想到湿婆把毒药全部转移到自己身上。黑冉亚卡西普便将帕拉达关进监狱，企图让他饿死，然而，毗湿奴的爱妃——吉祥天女拉克希米，竟亲自送食物来给帕拉达。在毗湿奴的护佑下，黑冉亚卡西普的所有计划全都失败了。

盛怒的黑冉亚卡西普决定直接下手。他说："所有人都怕我，唯独你不怕！现在我要杀死你，看看有谁能够救你？"

帕拉达回答："所有力量都来自神，而我们能做的事就是控制心念。色欲（kama）、愤怒（krodha）、贪婪（lobha）、执着（moha）、骄傲（mada）和忌妒（matsarya）等内在的六大敌人所产生的痛苦，让这世界产生了二元性，并将世界分裂为朋友和敌人。只要能控制心念，就不会有这些敌人。只有无知的人才会相信其他人是自己的敌人。"

黑冉亚卡西普更加生气地大吼道："你这个笨蛋！你真的想死吗？这世界上，除了我以外，没有其他神！不然你告诉我，你所礼拜的毗湿奴在哪里？"帕拉达说："毗湿奴无处不在！"

黑冉亚卡西普哈哈大笑说："你所礼拜的毗湿奴，难道会在这宫殿的柱子里？如果是的话，你就叫他出来吧！"

话音刚落，就突然冒出一声巨响，惊动了众天神。这时，宫殿的柱子裂开了，从里面冒出一个上半身是狮子、下半身是勇士的奇怪生物——人狮那罗辛哈（Narasimha，为毗湿奴第四个化身）。他发狂地怒吼着，手持各种武器，开始与黑冉亚卡西普对战。

他们持续对战到黄昏时分，当黑冉亚卡西普显露疲态时，人狮那罗辛哈趁机将他抓起，来到宫殿的门槛上，并把他放在自己的膝盖上，用尖利的指甲刺入他的腹部，总算让黑冉亚卡西普气绝身亡。此时，既不是白天，也不是黑夜，而是黄昏；不在屋内，也不在屋外，而是在门槛上；不是在天空，也不是在大地，而是在膝盖上；不是被武器，而是被指甲所杀；不是被人或兽、神或魔所杀，而是被人狮所杀。这些全都没有违背梵天的祝福。

然而，即使杀死了黑冉亚卡西普，人狮那罗辛哈的愤怒仍无法平息下来。众天神请拉克希米前来安抚，却没有任何成效，于是梵天请来毗湿奴最虔诚的奉献者——帕拉达。他双手合十地向毗湿奴化身的人狮跪地顶礼，致上感谢，才平息了人狮的愤怒。

○ 瑜伽垫内的体会

狮子式有别于其他体位法的特色，它可以使舌头得到锻炼、改善口臭和口吃、按摩喉头、改进音质、预防喉头疼痛等。由于这些原因，印度有许多声乐家都会练习狮子式，来增进他们的歌唱能力。

狮子式还可以使甲状腺和颈部、两眼与两耳的其他腺体受益，根据传统瑜伽典籍，狮子式能改善疾病，并能强化根锁（Mula bandha）、脐锁（Uddiyana bandha）、喉锁（Jalandhara bandha）三大锁印的练习（锁印就是将生命能量锁定在特定的区域）。

每当我们在学生面前第一次示范这个姿势时，大家总是哈哈大笑。因为看到老师把双手手指撑开、双眼往上吊、嘴巴张大、把舌头伸向下巴并发出狮吼，是一件有点被惊吓又开心的事。但轮到学生做时，大家总是会害羞，然后笑成一团。为了释放大家的紧张，我就会说："放心！我不会拍照的！"所以，练习这个姿势时，在心理上还可以增强我们的自信和勇气。一旦你勇于在众人面前练习狮子式，似乎就没有什么好畏惧了。

○ 瑜伽垫外的哲思

鹿的耳朵喜欢听音乐，身体会随着音乐跳舞，所以容易分心被猎人设陷阱捕抓。公象的身体喜欢与母象接触，猎人就做一个涂油的假母象，公象闻到母象的味道，就会跑来跟母象磨蹭，于是就中陷阱而被抓走。飞蛾的眼睛喜欢亮的地方，殊不知一旦飞到明亮处，接触到灯火的热就会死亡。蜜蜂容易被花朵芳香的气味吸引，即使蜜蜂从花朵中采了蜂蜜，仍被它们的气味迷住而持续停留，当花把花瓣合起来时，蜜蜂来不及飞走而丧命。海里的鱼即使有很多食物可吃，但还是贪图渔夫钓饵的味道，于是上钩。以上都是因为贪图身体的感官享受，而导致危险的动物。

所以，我们的知识感官——眼、耳、鼻、舌、皮肤，如果没有受到控制，就会像动物一样被欲望牵引，造成痛苦。即使身体死亡，欲望仍未死亡，最后的欲望会变成下一次出生的原因。无论链子是黄金或铁做的，都是束缚。你要被欲望控制或是控制欲望，都在一念之间。一开始要控制感官或心念时，都需要努力，就像我们学习煮饭、开车、跳舞等一样，刚开始很难，要花很多时间。但是，试着练习瑜伽努力不懈的精神，就像你爬楼梯时，不可能一下子就爬到顶楼，起步时不要觉得很难，只要慢慢爬，终有一天可以登顶，便会有不同的视野。

《薄伽梵歌》（3.37—3.39）提到，欲望和愤怒是我们的敌人，欲望的贪火会蒙蔽人类的智慧。故事里的黑冉亚卡西普象征着极端的物质主义者，他所有的努力就是为了要满足欲望，就连瑜伽苦行的目的也是为求永生。当他得到神力后就变得傲慢、狂妄、目中无人，与日俱增的自我看不见自己的渺小。而他具有神性的儿子帕拉达，不受父亲邪恶的行为所干扰，他追求灵性的成长，所作所为都奉献给毗湿奴。他以一颗平衡的心，平静地说真实的话。他了解每个人都具有神性，即使他父亲选择了无知，也具有神性。只有恶魔的行为，没有恶魔的心，是因为无知，才有错误的行为。

《薄伽梵歌》（3.42）也说："感官比欲望的对象强大。比感官还要强大的是心念，比心念更高一筹的是智力，而比智力更优越的是真我。"依靠真我来约束自己，摧毁你那个罪恶的根源——"欲望"。

帕坦伽利在《瑜伽经》（1:21）告诉我们："非常热衷且坚定练习的人，很快就能达到三摩地的境界。"这个故事告诉我们，神力是不受条件限制的，当时间对了，神会以看似不可能的方式意外地展示自己。黑冉亚卡西普和儿子在这个故事中，都忠实地练习很长一段的时间。但是，黑冉亚卡西普寻求什么样的结果？权力和控制。帕拉达寻求什么？不断地提升灵性意识，感受到神圣的存在。两者都得到他们想要的东西。在瑜伽的道路上，我们需要无所畏惧。而无畏是从练习而来的，我们可以冥想着人狮来克服恐惧，同时，当我们克服心念的恶魔时，也可以体现人狮那罗辛哈的精神。

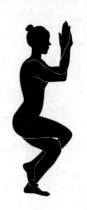

9

鹰式
Garudasana

　　在故事开始前，先来了解一下有"鸟王"美名之主角"嘎茹达"（Garuda）的出身，其父亲名叫"卡士亚帕"（Kashyapa），是梵天的儿子。卡士亚帕的众多妻子中，有两位是亲姐妹——咖杜（Kadru）和维娜塔（Vinata），为达刹国王的女儿。

　　这两位姐妹虽然美丽，但是忌妒心强，会在暗地里较量。丈夫基于疼爱之情，总投两人所好。因此，咖杜请求丈夫赐一千位具有无比力量的儿子给她时，卡士亚帕让她如愿地孕育了一千条蛇族后代。维娜塔则请求丈夫赐两个儿子给她就好，但他们所拥有的力量、勇猛和名声，要使其姐的儿子们黯然失色。卡士亚帕也让她如所求地拥有两颗蛋。

　　以人间时间计算，五百年过去了，维娜塔看姐姐在一千个后代的围绕下热闹地生活，自己却孤零零地苦守着一动也不动的两颗蛋，忍不住敲破其中一颗蛋。糟糕的是，胎儿只有上半身成形，下半身尚未长好。生气的胎儿说："你怎么可以这么没耐心？就因为你的鲁莽，差点杀了我。为了不让你也去伤害我弟弟，并要你为此赎罪，我诅咒你将成为奴隶，等弟弟在下一个五百年孕育出来后，才会去解救你。"

后来，姐妹间的无聊争执，使得这个诅咒成真。

有一天，咖杜问维娜塔："妹妹啊，因陀罗神骑的那匹七头飞天神驹'乌蔡什罗婆'是什么颜色的？"维娜塔笃定地说是全身雪白色，但咖杜认为它是身体雪白，尾巴带黑色的。两人为了顾及面子而打赌，输的人要成为另一人的奴隶并受监禁。事后，咖杜得知神驹确实是全白的，但在不愿认输的心情下，竟命令她的几尾黑蛇儿子去造假。母命难违，几尾黑蛇算准时机，悄悄攀爬并垂挂于神驹的马尾上……两姐妹来到神驹附近，远远望去，真相被障蔽住，使得自以为赌输的维娜塔必须接受成为奴隶的事实。

经过了五百年，命运不是流转就是扭转。

当嘎茹达破壳而出的那一刹那，展现出俨然天生鸟者之王的姿态。他展开一双无与伦比的巨翅，散发出连太阳神和火神都赞叹的四射金色光芒，让人感觉如世界末日来临般耀眼夺目！

但是，他闪耀光鲜的外表，遮掩不住内心的阴影。

为了摆脱出生即背负奴隶后代的莫大耻辱，以及母亲仍受禁锢的原罪，嘎茹达前去蛇族处"帕拓拉"（Patala）寻求解决之道。双方最后取得协议，只要嘎茹达替蛇族取得甘露，就能换取母子的自由之身。

于是，嘎茹达来到众天神护藏甘露的天神山。

甘露受到三层关卡的严密保护。嘎茹达先轻易地解决了几位在关卡外守护的小神后，来到第一层环绕着巨大火圈的关卡口，极高温的熊熊火焰如怪物般难以靠近。嘎茹达飞到最近的出海口，将数条河流的水一口气吸干后再飞回，一股脑儿地往火圈用力喷洒，使之瞬间熄灭，从而安全过关。来到第二层关卡处，有个轰隆响的转动车轮，车轴间插满了尖刀利剑。毫不畏惧的嘎茹达使出神力将自己蜷缩成极小的身躯，并将两翅完全包覆全身（鹰式的由来），胆大心细并灵活地弹、跳、钻、溜于转动中的尖刀细缝间，顺利过关。

最后一关是由两条喷火巨蛇守护着。嘎茹达飞到巨蛇喷火所不及的安全距离处，用力且快速地拍打着巨翅，让地面上的尘土飞扬，并趁着巨蛇的双眼刺痛得睁不开时，立即用他的利喙将两条巨蛇碎尸万段。智勇双全的嘎茹达获得至宝甘露，随即飞返蛇族处帕拓拉。

天神之首因陀罗，在得知甘露被偷走后，便带着神器金刚杵（Vajra）火速追上嘎茹达。一阵厮杀后，嘎茹达毫发未伤地逃走，全程只掉了一根羽毛［这根羽毛从天界掉落而下，捡到它的三界众生觉得太美了，因而嘎茹达还被誉为"苏帕尔那"（Suparna），即"美翼"之意］。因陀罗敌不过嘎茹达，只好前往蛇族处埋伏，想办法伺机而动。

嘎茹达一心一意只想完成约定，继续赶路。这时，他遇到了毗湿奴。毗湿奴明白事情的原委，所以不采取武力，而是晓以大义地说，它能理解嘎茹达的所作所为是出于一片孝心和为了雪耻，也赞赏他没偷喝甘露的无私之心，但也提醒他，万一让邪恶的蛇族喝了神水而成为不朽之身的后果。最后，毗湿奴说，因为欣赏嘎茹达，请嘎茹达当他的坐骑，他就可以成为嘎茹达的靠山，还承诺要赐予嘎茹达不需喝甘露也能永生不死的祝福。双方协议好后，嘎茹达只身继续飞往蛇族处。

嘎茹达依约来到了蛇族处后，将甘露瓶放在草地上，要求蛇族释放他母亲，并解除他们的奴隶身份。众蛇因觊觎已久的甘露就在眼前，马上照办。达到目的的嘎茹达故作镇静地提醒众蛇，在饮用甘露之前，一定要净身，否则会失效。众蛇便争先恐后地前往河边。这时，躲在一旁的因陀罗见有机可乘，便偷回了甘露，只是慌乱中不慎漏了几滴甘露在草地上。

有一个蛇的传说就是这样来的，因众蛇抢食泼洒于草地的少许甘露，部分蛇族的舌头虽然只沾到一点点，但因药性太强大，造成舌头分叉，其后代也拥有坚韧可蜕换的外皮而得长寿，并拥有让人退却三分的攻击能力。另有一说，印度民间有一种名为"画眉草"（Kusa grass）的治病草药，即是被滴到甘露的草再生而来的。

嘎茹达顺利救母，后来如约成为毗湿奴的神气坐骑，而此事件使得鹰族与蛇族之间永无化解的可能，因为蛇永远成了鹰的美食，而蛇也恨鹰恨得牙痒痒。

○ 瑜伽垫内的体会

各位如果知道一般称为"鹰式"的体位法，是来自印度神话故事中一只智勇双全的大鹏金翅鸟，会不会纳闷这个体位法为何是全身呈蜷缩，而非大鹏展翅的鸟王英姿？读完这个故事后，您就会知道下次练习鹰式时，要用何种心情或精神融入动作中了。"能屈能伸大丈夫""胆大心细""孝顺美德"都能贴切地形容鹰式的精神。

鹰式亦融合了嘎茹达坚定的赎母之心，单脚需稳定如山地伫立着；为了呈现嘎茹达在通过危险的滚动刀轮时收合巨大的翅膀，练习者的双臂、双脚交叉地紧贴身体，单脚站立的练法更需要维持好平衡。此练习可以帮助专注力、直觉力及洞察力的提升。停留于动作上持续观息调息、观心调心，反复地关照着，心念会因感官收摄而止于一念，此为瑜伽八支功法的第五支——收摄感官。当日常生活中有事件发生时，确实需要有莫大的坚定心念来引领我们度过。这也是为何特定瑜伽练法虽然辛苦，但具有将内在能量转化为外在力量的好处。

○ 瑜伽垫外的哲思

嘎茹达虽然拥有与生俱来的资质天分及潜能，但碍于出生之原罪，背负了赎母大责，承受无理苛刻的要求，经历危险的考验关卡，挣扎于正义与邪恶两难的选择之间，虽然关关难过却也关关过，充分展现其智、仁、勇的精神！现代人也多少有来自原生家庭的问题，不论是血缘的责任分担或宿命的牵引，当抱怨、逃避甚至愤恨不平于事无补时，就应学习如何转念或调整生活观。人的一生本来就是不断地从生命经验中学习，解决来自原生家庭的问题也是其中一项重要功课。

鸟中之王嘎茹达终究能摆脱宿命原罪，在某部分上亦体现了"行动瑜伽"（Karma Yoga，也称业力瑜伽）的精神。行动瑜伽相信因果法则，在不以自我欲望或喜恶为中心的前提下，个体经由行为、思想与意志，在"为"与"无为"中遵从责任、自然法则与无私奉献之心，能使人朝向自我实现的道路。《薄伽梵歌》（5.3）中说："一位真正的弃绝者是既无欲望亦无仇恨，摆脱相对性，超越物质束缚，获得解脱。"

这个姿势不是放大翅膀地展现自我，而是全身蜷缩地谦卑。从历史的长河来看，不管我们拥有什么、拥有多少、拥有多久，都只不过是"经验"了极其渺小的瞬间。所以，我们要把心中的骄傲自大除去，无论何时何地，永远保持一颗谦卑又自信的心，在顺境时要感恩，在逆境时更要谦卑。

祝福各位瑜伽人，能开展如嘎茹达般的智仁勇特质，面对日常生活中的问题或困顿状态时能化险为夷，化危机为转机！

10
脉轮式
Chakrasana

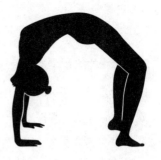

　　身为太阳神苏利耶（Surya），想当然地拥有着光芒四射的热情和照耀大地生机的强大能量。

　　话说有一天，太阳神与桑佳娜（Sanjana）在某座花园相遇，彼此一见钟情。桑佳娜是宇宙建筑大师"毕施瓦卡玛"（Vishwakarma）的女儿，她的天生丽质被形容为"她的脸庞犹如有一万倍月光般地容光焕发"。

　　阳光与月光的结合不正是天造地设吗？两人很快就结为连理。

　　没想到，相爱容易，相处难，婚前的优点，成为婚后的障碍。家门外，太阳神拥有众生崇敬的光芒万丈特质；家门内，却成了想躲也躲不开的光害瘟神。

　　婚后的桑佳娜虽然生了一子和一对龙凤胎（详见"15锄式"），但因丈夫长时间高辐射能量的近距离照射，使她的皮肤变得黝黑暗沉，导致爱美的桑佳娜决定要离家出走，疏远丈夫。桑佳娜先制造了自己的阴影恰雅（Chaya）为分身，以避免逃家计划被丈夫发现，并求助于父亲。

毕施瓦卡玛为女儿想了个下下策，决定削弱太阳神的辐射光芒。太阳神碍于对妻子的愧疚，也不敢违背岳父，便乖乖地让岳父削掉它的部分光芒。其中被削下的一道光芒成为湿婆的三叉戟，再一道光芒成为因陀罗的金刚杵，另一道光芒成为具放射光的快转法轮盘，梵文名称是"苏达沙拿法轮盘"（Sudarshana Chakra）。在《湿婆往世书》中，描述了湿婆将法轮盘赠予毗湿奴的原委。毗湿奴为了礼拜湿婆，持续采莲花供奉他，直到九百九十九朵后，第一千朵莲花化为湿婆的一只眼睛。受感动的湿婆便回赠法轮盘（其名称也因此定为"苏达沙拿"，意即美好的愿景），成为毗湿奴的随身重要法器。有一说法是，当毗湿奴要斩妖除魔时，法轮盘能以迅雷不及掩耳的速度来快刀斩乱麻。在太平时期，毗湿奴会一边开示说法，一边转动手上的法轮盘，而延伸出后来的"转法轮"一词。佛法提到的"转法轮"（Dharma Chakra Pravartan）的"轮"即是同一字。

奎师那是毗湿奴的化身，所以顺理成章地将法器传下去，经常手持同样的法器。

○ 瑜伽垫内的体会

提醒您，这个体位法的梵文名称是"脉轮式"，并非坊间所提的车轮或轮胎等积非成是的说法。脉轮式不只是练高难度的反向弯折身体技巧，而是要通往精微层次的灵魂体"中脉七轮"之练法。外在身体通过完全反向的延展，将整条脊椎彻底伸展，顺势延伸整条中脉（Sushumna Nadi），让拙火能量可畅通无阻地于整条中脉与重要脉轮中运行。

即使你的拙火尚未启动（觉醒），练习脉轮式仍有全方位的健康好处，尤其有益于脊椎的保健。但前提是，要有好的指导者带领，和配合足够的暖身与铺陈练法，以避免发生运动伤害。

○ 瑜伽垫外的哲思

毗湿奴将强大的苏达沙拿法轮盘放在指尖转动，其状态如同天体运行的缩小版，代表着宇宙保护者的身份，维持天体秩序的顺利运行均在它的掌控下。古老瑜伽也认为，相对于大宇宙的人体小宇宙中，也存在着众多脉轮（Chakra）不停地运转。其中，小宇宙如何联结（Yoga）大宇宙的关键点，即是通过位于头顶的重要脉轮，即顶轮（Sahasrara Chakra）。

梵文中的脉轮是"Chakra"（音译恰克拉），有能量中心之意。脉轮为数众多，其中最重要的是位于中脉（大约在脊椎的对应位置）上的七大主要脉轮，由下往上依序是：海底轮（Muladhara Chakra）、脐轮（Swadhisthana Chakra）、太阳轮（Manipura Chakra）、心轮（Anahata Chakra）、喉轮（Visuddha Chakra）、眉心轮（Ajna Chakra）和顶轮（Sahasrara Chakra）。每个脉轮皆有个别的特性及功能，借由主要神经丛和全身神经系统平台，将讯息传送至大脑处，而影响我们的外在生活。

在古老的谭崔瑜伽（Tantra Yoga）、哈达瑜伽、克利亚瑜伽（Kriya Yoga）中，对脉轮、气脉（Nadi）和拙火能量均有或多或少的记载，认为人体内这股神秘的灵性能量若能启动，即拙火觉醒（Kundalini Awakening），便能借助它来处理人的精微体层次和最重要的三脉七轮，亦能帮助个体扩展灵性意识，朝向开悟解脱之道。

　　提到脉轮，就不能不说拙火能量，它之于人体，就如同灯泡要有电能，炒菜要有大火的热能。笔者黄蓉的印度师祖"萨提亚难陀·萨罗斯瓦提"（Swami Satyananda Saraswati,1923—2009），是近代具拙火权威的行者，童年时期即自发性拙火觉醒，开启长期的自我灵性探索道路。他曾自述："拙火并非神话或幻觉，亦非假设论调或催眠暗示。拙火是生物学实质，存在于身体构造中。经由觉醒后所产生的、遍布于全身的电脉冲，可被现代科学仪器和设备检测出来。因此，我们每个人应该考虑其重要性和明白拙火觉醒的好处，并应立下决心唤醒这股伟大的夏克提（Shakti）能量。"印度瑜伽形容伟大的瑜伽行者湿婆之座位如同在顶轮处，潜藏于海底轮的拙火能量被形容成沉睡的女神夏克提。夏克提必须被唤醒，才能上升，与顶轮处的湿婆结合为一，达到最高神性意识。《薄伽梵歌》（8.12）中说："瑜伽的状态是脱离感官活动的状态。关闭所有的感官之门，把注意力固定在心中，把生命之气集中在头顶，使自己确定地处在瑜伽的状态中。"

　　《哈达瑜伽之光》（3.105）说："就如同门需要用钥匙来打开，同样地，瑜伽行者要开启究竟之门，也要靠哈达所启动的拙火。"同一章（3.123）又说："除了拙火的锻炼外，别无他法可净化七万两千条气脉。"一百零八部奥义书（Upanishad）的其中一本即是《瑜伽——拙火奥义书》（Yoga-Kundalini Upanishad），从中亦可窥知拙火的重要性。

11
莲花式
Padmasana

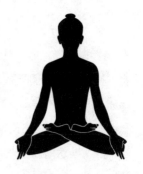

在《薄伽梵往世书》中，有关于创造神梵天的由来。当时，毗湿奴斜躺于蛇王"阿南塔"（Ananta）的身上，蛇身如摇篮般漂浮于永恒宇宙之海洋上。梵文"ananta"即有"无限的、无尽的"之意。

据往世书的描述，梵天是从毗湿奴肚脐冒出的一朵莲花中诞生的，同时宇宙的时间也开始运转。所以，梵天虽然不是宇宙创始的源头，但他结合普拉克提（Prakriti，自然、物质或造化势能）和普鲁沙（Purusha，精神、意识）的原理，创造出各种生物与因果关系，为次要创造者。它拥有四颗头和四只手臂，有时端坐在莲花座上，有时是天鹅坐骑。梵天的四颗头分别代表东、西、南、北[1]，而这四面脸也有四大皆空的象征。从它的四个口中，分别发出了圣音"ॐ"（嗡）的四个音节：A（阿）、U（呜）、M（恩）、寂静（无声）。"ॐ"代表所有事物的循环，A音代表"创造"，U音代表"运行"，M音代表"毁

---

① 传说现今泰国极负盛名的四面佛，即是印度的创造神梵天流传过去的神祇。

灭"。同时，"ॐ"也代表印度的三大神祇：A象征创造之神"梵天"；U象征保护之神"毗湿奴"；M象征毁灭与终结之神"湿婆"。而最后的寂静之音是最重要的，在"ॐ"音发出后，我们聆听并融入这寂静，在瑜伽的术语中，它代表着合一或解脱。

在《哈达瑜伽之光》的第一章中，曾提及湿婆教导了八十四种体位法，其中最重要的四个体位法之一即是莲花式，同时也指出，莲花式有助于消除修炼者的疾病，借由内在的特定行气运用，也可以协助唤醒拙火并获致解脱。

○ 瑜伽垫内的体会

从小就习惯坐椅子的我们，并不习惯席地而坐，更何况是盘腿。所以，想要进入这个双盘的姿势，对于大部分的人来说是很辛苦的。记得刚开始练瑜伽体位法时，我好不容易把一条腿"扳"上来，再把另一条腿"扳"上来，膝盖却离地很远，脚踝和脚背也好痛，所以我的表情痛苦万分，心里想着古代人怎么有办法在这个姿势里冥想？光是脚痛就让人受不了了，还要坐好几个小时，甚至好几天、好几个月？简直不可思议！

在印度上师资培训课时，有一系列的动作全都要盘腿练习，让每个学生都因脚痛而哀号着。笔者静娴的上师阿帝亚曼难陀上师说："真正的瑜伽老师，不是能做多高难度的体位法，而是能够静坐长久。事实上，莲花坐姿是所有姿势里最稳定的，因为身体与地板有最大面积的接触，但是很多瑜伽老师能够做两三个小时的体位法，却无法好好静坐十五分钟。其实，所有的体位法练习，都是为了让我们能静坐得更舒适稳定！"

冥想时，通常以莲花坐姿为主要的姿势。冥想是瑜伽中最珍贵的一项技巧，是实现三摩地的途径。什么是三摩地？《薄伽梵歌》（6.20—6.23）中说："在三摩地的完美境界中，人的心通过瑜伽的练习而完全停止了物质性的心理活动。这完美之境的特点是：人能以纯净的心而看见真我，并在真我中体验到无限的快乐。在这种快乐的状态中，人通过超然的感官，感受到超然的喜悦。获得这种喜悦后，人就永远不会违背真理，他就认为再没有比这更伟大的成就了。在这种情况下，即使陷入最大的困难中，他也永远不会动摇。这才是真正摆脱了一切来自与物质接触而产生的痛苦，而得到的真正自由。"所有瑜伽冥想的最终目的，都在于把人引导到解脱的境界。瑜伽练习者通过瑜伽冥想来控制心念，并超脱物质欲念。当我们把油从一个容器倒入另一个容器时，可以看到油不断地流动，若长时间一直倒油，你会感觉到油好像静止了，没有在流动，但实际上油还是流动着。这如同专注持续不断，就进入了冥想状态。冥想的练习会让人得到精神上的觉悟，身体、感官、大脑、理智、自我都融入所冥想的对象，合而为一，处于一种真实、无拘无束的意识状态，感受到无限的快乐。

帕坦伽利在《瑜伽经》（2.46）中定义体位法是舒适、稳定的姿势。事实上，体位法的梵文"asana"原始意思是"坐下"。所以，瑜伽的练习不是为了要做高难度的动作，而是你要能够坐下来一段时间。虽然双盘最稳定，但如果腿部不舒服，不一定要双盘。只要慢慢练习，终有一天可以完成莲花坐姿。

莲花坐姿是瑜伽中最具代表性的姿势之一。在莲花坐姿里，我们通常会把大拇指和食指轻轻触碰在一起，手掌心向上时的手势叫"知识手印"（Jnana mudra），手掌心向下时的手势叫"秦手印"（Chin mudra），两者都象征着自己与宇宙的联结。因为莲花坐姿可以引领我们进入内在的稳定，所以常与瑜伽较高阶的练习联结在一起，像是感官收摄、摄心、冥想、三摩地。通过这个姿势，我们能够与大地深深联结。当我们的练习进步时，意识就会开始往上，如同莲花在阳光中穿过水面般高雅、稳定、纯净。

练习莲花坐姿，可以帮助我们在生活中最心烦意乱的时刻能够沉着以对。也就是说，完美并不是我们要克服"战斗或逃跑"的反应，而是能够在当下保持清明、冷静及平衡的状态。这能够让我们发现内在的不朽与神圣状态。所以，即使你无法马上完成这个"完美"的莲花坐姿，只要当下保持平静，就是完美。

○ 瑜伽垫外的哲思

莲花的种子很硬，并且生长在充满淤泥的池塘底部，水软化了种子的外壳，最后它生根发芽，开始在泥土里生长，然后穿过水而盛开在美丽的水面上，你很难想象这些粉红色的花瓣一点也不会沾染到池里的污水，并且它们以简单的姿态向着太阳生长，在花谢之后又长出莲蓬，可供人们食用。宋代周敦颐在《爱莲说》中曾说："予独爱莲之出淤泥而不染。"由于莲叶具有疏水、不吸水的表面，落在叶面上的雨水会因表面张力的作用而形成水珠，只要叶面稍微倾斜，水珠就会滚离叶面。因此，即使经过一场倾盆大雨，莲叶的表面总是能保持干燥，此外，滚动的水珠会顺便把一些灰尘污泥一起带走，达到自我洁净的效果，这就是莲花总是能一尘不染的原因。

莲花所经历的过程，类似我们生活的轨迹。虽然世界污浊，环境恶劣，而我们处在这样的世界中若想要让自己更好，就得像莲花一样有自洁的功能，才能出淤泥而不染。我们要学习像莲花一样：虽然水中脏脏的，但若缺少了那些污浊，花不会开得很漂亮，太清澈的水是没用的，但太脏又不行，必须在清浊度适合的水之中求生存，所以莲花的精神让人赞叹，也可以让我们在其中悟道。《薄伽梵歌》（5.10）："履行职责但不执着，并把行动奉献给神，这种人是不会受恶报的，如同莲花不沾水一样。"

一位瑜伽行者的旅程，也如同神圣莲花的旅程一样，我们在地球上生根，吸收这些生、老、病、死、灾难、庆祝、账单、房贷、家庭关系等无尽的轮回。瑜伽行者知道这些泥泞如同"无知"（Avidya）的灰尘。我们最大的错误，就是认同自己是某种事物，而不是内在的神性本质。《瑜伽经》作者帕坦伽利提到自我觉悟道路上的五种障碍，其中"无知"排在第一。我们常常认同于自己的名字、职业、家族历史、年纪、种族、宗教等，但是，所有这些认同只是让我们与别人区隔开来。当我说"我是日本人，你是美国人"或"我是女人，你是男人"时，就会把自己和别人贴上标签，陷入二元性的泥沼里。我们看不见自己与别人都是整体中的一部分。如同莲花的种子，最初我们可能都会深陷在这种分隔的标签泥沼里。然而，通过一些机会，我们能够得到一点点智慧，并开启旅程。通过滋养和决心，困境终会过去，结果是纯洁美丽的。

印度有很多的神及修行者都坐在莲花上，如：梵天、佛陀、帕坦伽利等。萨拉斯瓦蒂为具有智慧、创造力和艺术气息的女神，坐在一朵白莲花上。拉克希米是财富、繁荣和圆满的女神，坐在一朵红莲花上。更重要的是，他们全都是以莲花坐姿坐着，因为这个坐姿是一种完美和稳定的姿态。

古代瑜伽修行者用莲花来表示脉轮，而花瓣代表着流经其中的经脉之数量。例如：海底轮是四片花瓣的莲花，脐轮是六片花瓣的莲花，太阳神经丛的太阳轮是十片花瓣的莲花，心脏位置的心轮是十二片花瓣的莲花，喉咙位置的喉轮是十六片花瓣的莲花，眉心轮是两片花瓣的莲花，头顶的顶轮是千片花瓣的莲花。瑜伽士以莲花坐姿让意识离开他的身体，就会进入涅槃。在哈达瑜伽的传统中，莲花坐姿据说能驱逐所有身体、心理和精神上的疾病。

这首《嗡·普哪吗答·普哪咪丹咒语》（*Om Purnamadah Purnamidam Mantra*）出于《广林奥义书》（*Brihadaranyaka Upanishad*）一开始的祈祷文，是属于和平的咒语。"purnam"是完美、完整与圆满之意。

＊＞＜＞＜＞＜＞＜＞＜＞＜＞＜＞＜＞＜＞＜＞＜＞＜＞＜＞＜＞＜＞＜＞＜＞＜＞＜

Om Purnamadah Purnamidam Purnat Purnamudachyate

Purnasya Purnamadaya Purnamevavasishyate

Om Shantih Shantih Shantih

那个（看不见的梵）是圆满的，这个（真我／自性）也是圆满的。

这个圆满的真我从圆满的梵衍生出来，梵仍保持着它的圆满。

嗡！和平、和平、和平!

＊＞＜＞＜＞＜＞＜＞＜＞＜＞＜＞＜＞＜＞＜＞＜＞＜＞＜＞＜＞＜＞＜＞＜＞＜

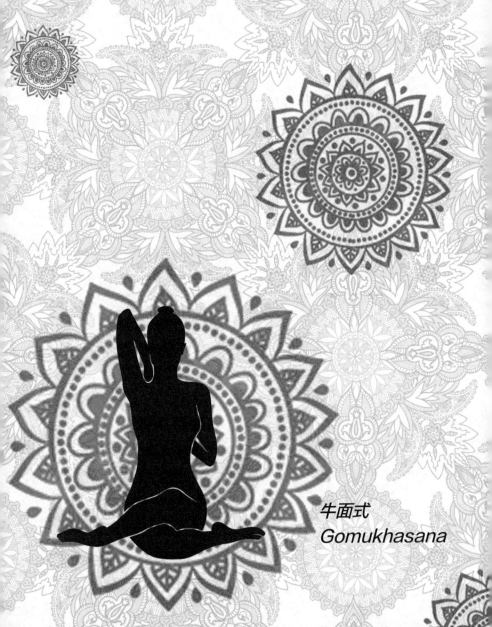

奎师那 *KRISHNA*

牛面式
Gomukhasana

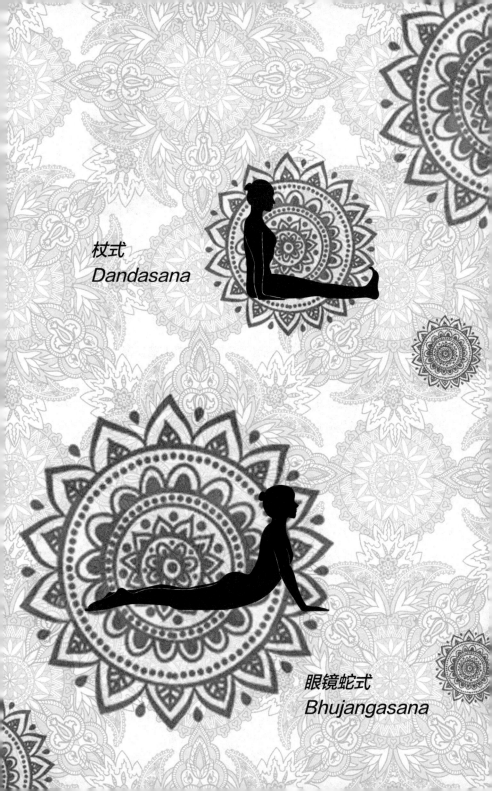

杖式
Dandasana

眼镜蛇式
Bhujangasana

12

牛面式
Gomukhasana

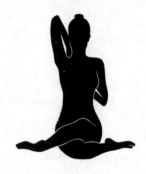

　　牛在印度被视为神圣的象征。即使现今走在新德里等大都市的街道上，仍可看到不知哪户人家的牛优哉游哉地漫步着，而人车都会自动躲过它，也可以见到牛群把马路中间的安全岛当作睡午觉的地方，排排躺好，不会有警察来赶它们，真是牛儿们名副其实的"安全岛"。

　　在印度历史上，牛拥有某种孕育及滋养人们生命延续的不可或缺之地位，包括牛奶及其制品，以及可作为炉灶燃料或乡下屋墙材料的牛粪。

　　在印度教中，有只神牛名为"卡玛汗奴"，亦称"苏拉比"（Surabhi），被视为所有母牛的母亲，至今仍被民间膜拜。而在印度神话中，湿婆在陆地上的坐骑是一只名为"南迪"（Nandi）的公牛。

　　至于牛面式体位法，则是与奎师那的背景做相关联想而来的。他是保护神毗湿奴的第八世化身，有几个称号，一个是哥帕拉（Gopala），即"牛的保护者"，另一个是哥文达（Govinda），即"牛的照料者"。

　　话说有一天，宇宙的创造神梵天端详着牧牛者奎师那，他一身乡下人的衣着，腰间插着一把笛子，头上扎着一根孔雀羽毛，光着脚，和他的牛群们躺在草原上晒太阳，看起来无欲一身轻，一副与世无争的样子。他质疑着，这男孩真是毗湿奴的化身吗？于是想要测试他一下。

梵天趁奎师那闭目养神之际，把所有的牛藏到山洞中，并兴冲冲地回到原处，想看看奎师那会做何反应，没想到奎师那和原本的牛群玩得很开心。"怎么会这样呢？"梵天赶紧跑回山洞查看，"咦？牛群还在呀！"他再度折返草原，同样的牛群仍和奎师那在一起。梵天现出他的四面头，同步观看草原和山洞，两边确实都有牛群。这时，梵天才折服于奎师那，顿悟到他暗中洞悉到自己的诡计并有所因应，而愿意相信奎师那具备神的天赋异禀。

○ 瑜伽垫内的体会

《哈达瑜伽之光》是至今公认的最重要的瑜伽经典之一。大家或许练过多种体位法，但实际上被此部经典记载下来的体位法只有十五式，牛面式即是其中之一。按照梵文 "gomukhasana" 的字面意义来说，"go" 是牛，"mukha" 是脸之意，有一说法是用牛头的侧面图来看，交叠的双脚是模仿牛突出的嘴形，双肘是牛的耳朵。

奎师那守护及爱护牛的心，牛亲爱并敬爱奎师那的心，是跨语言的真诚交流。大自然中所有无藩篱的情感交流，才是神性爱的体现。

瑜伽体位法中，除了有许多动作是模仿动物外，印度瑜伽行者也喜爱融入大自然的修行生活，并礼敬大自然的力量，如拜日式（Surya

Namaskara）、拜月式（Chandra Namaskara）。

因此，在练习牛面式时，可将双腿相叠的吃力紧绷感释放给大地，感受大地包容万物一切。双手于背后上下相扣，尽可能在开展胸腔肋骨之际，感受"心胸"的同时也扩展其守护及爱护大地、大自然之心。

○ 瑜伽垫外的哲思

瑜伽尊者罗摩（Swami Rama,1925—1996）曾说："人从事的每个行为所形成的活动，成了因果业力。已完成的、仍延续的、正进行的、将进行的行为，所有在过去、现在、未来所形成的活动，称为业力。没有人能对抗业力法则：有所播种，有所收获。"瑜伽教导我们要时刻保持一颗内观内省的心，检视自己所有的所思、所言、所为，因为它们所形成的因和果，将造就个人的生活方式。故事中，奎师那选择的行为是以静制动，以暗对明的和平方式，除了让人心服口服之外，也让事件的因果呈现好的业力与结局。

奎师那处理此事件的手法亦展现其大智若愚的智慧，非常值得我们学习。也就是超越人性的嗔恨心，不采取正面交锋的对立，而是选择圆融和平的方法处理世间事，即能化解职场上或家人间不必要的干戈。若带着嗔恨心处理事情，容易沦于语言暴力，甚至肢体冲突，都会造成人与人之间的伤害。

在帕坦伽利的瑜伽八支功法理论中，持戒（Yama）含有"非暴力"的概念，即非暴力与不伤害别人、生物和环境，包括语言与思想也应做到非暴力。在非暴力之外，还有"不愤怒"与"无畏惧"。愤怒会使人无法正确、理性地看待事情的真实面貌，也会阻碍灵性的成长。真正的瑜伽士在对待周遭人事物或所处的地球时，即使尚未有发自大爱的能力，至少要持有非暴力的素养与尊重，此为瑜伽生活修持的基本条件之一。

　　一般人总畏惧着不可知或无法掌握的未来，也害怕改变或失去，尤其害怕死亡。生死二元议题是每个人都无法避免的，而瑜伽的教导可让我们的头脑思维对未知的死亡议题多一个可依循的思考方向，即"我"不是这个躯体，躯体只是灵魂暂时的住所；躯体会生老病死，但灵魂是不灭的。诚如《薄伽梵歌》（2.22）所说："正如同一个人丢掉破旧衣服，换上新衣，灵魂放弃老而不堪使用的物质躯体，接受新的物质躯体。"

13
杖式
Dandasana

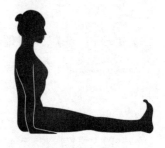

　　杖式体位法取材于《薄伽梵往世书》的故事，礼赞代表着至尊人格首神（Supreme Personality）的奎师那。奎师那在小男孩时期就展现了傲人的勇气与不凡的神性。

　　话说，温达文（Vrindavan）地区的居民与牧牛人，每年都会有祭拜因陀罗神的固定仪式。因为因陀罗是掌管风调雨顺的天神，可以保障居民的农作收成和逐水草而居的牧牛人之生计。

　　这次，主导仪式的长老南达（Nanda）宣布要开始筹备时，他的儿子奎师那发声质疑说："既然因陀罗是掌管风雨的神，代表这是他的义务与天职，本就该好好善尽责守去做，就如同农夫要好好耕作、牧牛人要好好保护牛群，这是大自然界的法则，我们为何要通过仪式特别拜托他呢？我们一辈子土生土长在这座哥瓦达山丘（Govardhan Hill）的土地上，若真要祭拜，对象应该是孕育我们的这座山丘土地才对。"

　　男孩奎师那说服了居民和长老。大家停止筹备仪式，转而祭拜哥瓦达山丘。因陀罗知道这件事后大怒，决定要教训哥瓦达山丘的居民。他兴起狂风骤雨，直接侵袭哥瓦达山丘，使当地居民苦不堪言，眼看着家园的田地及草原全被泛滥的洪水给淹没了……

这时，身为毗湿奴化身的奎师那，展现他与生俱来的神性，用左手不费吹灰之力地抬举起整座哥瓦达山丘，再用手指平衡地撑着山的底座纹丝不动，让所有居民带着家当和牲畜在山的底座下躲雨。山丘就如同伞面，高举左手的奎师那如同伞架。大家都赞叹并感动着。男丁们纷纷拿出棍棒或长棍帮忙支撑，女人则祈祷着……

风雨交加，连续六天六夜不停歇，到了第七晚，因陀罗折服于男孩奎师那的不凡毅力与神性而妥协了。

哥瓦达山丘慢慢恢复平静，并再度风和日丽。

这个事件打碎了因陀罗狂妄自大的心，并承认自己有借着职守行私心之实。他来到奎师那的面前祈求原谅。代表着至尊人格首神的奎师那因此赋予他祝福与恩典。

○ 瑜伽垫内的体会

所有的"支持"均来自外在与内在的力量，不论是物体重量、感情交流、金钱物质或精神层面等，尤其在爱的议题中，"支持"即是其中一项重要元素。病人、老人、考试失利、失业者、失恋者等，若能在当下得到适时的支持，将可以提振他走过生命幽谷的力量，即使只是一通电话，一个安慰或鼓励，或默默地坐在旁边的陪伴……及时雨的协助，雪中送炭的关心，也是展现支持对方的莫大力量。

若说体位法中的站姿基础是稳定的山式（Tadasana），那么坐姿的基础即是直挺的杖式。杖式停留时，要有意识地挺直背腰。当我们看着瑜伽教室偌大镜面中的自己，满意于杖式中能挺直并拢的双脚，挺直有力的脊椎支撑于九十度角的坐姿停留时，也可想想生活中自己有无忽视给予亲朋好友适时有力的爱、关怀与支持。

○ 瑜伽垫外的哲思

故事中的因陀罗终究怀着认错和忏悔心，请求男孩奎师那的原谅。代表绝对真理的奎师那也完全展现神性的宽恕心。同时，我们也看到打破身份阶级的藩篱、跨越年纪辈分高低的景象，如因陀罗放下"我慢"请求原谅的难能可贵之情操，居民信任小男孩化解危机的能力，并团结一心。在现实生活中，人们总会趋于听从长者或上位者之言而盲从，反而忽视真正的好建议或谏言，这也考验着我们打破外相的智慧，因为外相和表象常常障蔽着真相。

故事结尾的"宽恕"，是一个重要的神性教诲。在爱的议题里，环绕于亲情、爱情、友情的关系中，常有所谓的背叛之事，例如金钱纠纷、劈腿外遇或职场上的陷害等，通常会伴随人性底层的贪嗔痴、我执等种种苦，深陷其苦而跳脱不出时，更是苦上加苦。此时的转念与宽恕心，是很重要的朝向离苦之路的转折助力。

个体在日常生活中展现宽恕的真谛，也是受人们所景仰的美德。南非第一个民选总统，也是诺贝尔和平奖得主"纳尔逊·曼德拉"（Nelson Mandela, 1918—2013），因对抗种族隔离制度而坐过二十七年的政治牢狱，他曾鼓励世人："在这世上，宽恕行为比报复行为所能成就的事更多！"伟大的史诗《摩诃婆罗多》第三篇"森林篇"（*Vana*

Parva, 27—36）说："在任何伤害下，每个人都应该要原谅之。"还说："宽恕是圣洁的，借由宽恕可联结至宇宙神性。宽恕是力量中的力量；宽恕是牺牲，宽恕是静默的心。宽恕和良善是灵性真我自有的特质。两者代表永恒的美德。"

是的，相信宽恕别人后，亦能释放使自己痛苦的枷锁。

14
眼镜蛇式
Bhujangasana

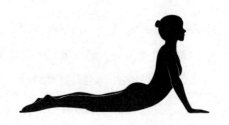

　　雅沐娜（Yamuna）河是圣地温达文最著名的河流，除了奎师那喜欢在河边散步外，温达文的居民也喜欢来这里沐浴。然而，不知从何时开始，黑蛇魔"卡利亚"（Kaliya）的大家族开始在河里生活。黑蛇魔一天二十四小时都喷出毒液，使得整条河流都被污染，且严重到河面上飘着剧毒水汽，以致那些飞过毒河的鸟也会坠落到河里。吹过这死亡之河的风，会把水汽带到河岸。岸上的动植物只要与这种带毒的微风接触，便会被毒死。

　　有一次，当奎师那的哥哥"巴拉罗摩"（Balarama）不在时，奎师那在牧童们的陪伴下来到雅沐娜河。当时，牧童和奶牛在酷热的烈日下，感到非常难受，因为口渴难忍，就纷纷饮用河水，但河水受到了毒物的污染，所以这些牧童和奶牛便马上失去知觉，死在水边。看到这情景，一切力量的主人奎师那，对他的这些奉献者充满了怜悯。他以甘露般的眼睛看着他们，就立刻使他们复生。牧童和奶牛重获知觉，从水边站起来，在极大的惊喜中相互对视。他们认识到：尽管自己喝毒水死去了，但只是凭着哥文达（奎师那的另一个名字）的仁慈，就能重获新生，站立起来。

奎师那了解到雅沐娜河已被黑蛇魔卡利亚污染，成了致命的河流，不仅河中生物死伤无数，附近的树和草也已经干枯，连来到河边取水的居民也遭了殃。

奎师那从灵性世界降临，就是为了征服那些心怀嫉妒的恶魔，并去除世界上所有的不善，他立即爬到雅沐娜河边的团花树（Kadamba tree）上。团花是圆圆的黄花，一般认为只有在温达文地区才有。当时只有八岁的奎师那爬到树的顶端，他把衣服扎好，束好腰带，拍拍手臂，便跳进有毒的河里。团花树因为触及了奎师那的莲花足，马上就复活了。而当奎师那跳进水里时，河流就泛滥了，好像有很大的东西掉入似的，这显示了奎师那具有强大的力量。

奎师那挥动手臂，弄得河水哗哗作响。这骚乱让黑蛇魔卡利亚知道有人企图攻击他的家，立即来到奎师那面前。黑蛇魔看到奎师那俊彦的脸庞露出微笑，身穿装饰着珠宝的黄色衣服，发出的光芒就像白云一般，正在雅沐娜河毒水中戏耍。

尽管奎师那拥有这些美丽的特点，但黑蛇魔卡利亚完全不为所动，在盛怒之下，狠狠地咬住奎师那的胸膛，并用身体把他完全缠绕起来。河边的牧童看到他们最亲爱的朋友奎师那被蛇缠绕住，一动也不动时，感到极大的不安。所有的奶牛也都非常悲伤，因为无法帮助奎师那，只能站在河边痛苦地哭泣着。

虽然这件事发生在雅沐娜河，但是在温达文地区已经有不祥的征兆显现。大地颤抖，流星从天空划过。牧人们观察到这些不吉利的征兆，都十分着急与担心。当奎师那的父亲南达和妈妈雅秀答（Yasoda）听到巴拉罗摩并没有陪伴着奎师那的消息时，他们变得更加焦虑，也充满了悲伤，因为他们知道没有什么比奎师那更珍贵，并认为"今天奎师那肯定要被打败了"！

温达文地区的所有居民，包括儿童、成年的男人和妇女、动物等，全都走出村子去寻找奎师那。然而，奎师那的哥哥巴拉罗摩却站在那里微笑着，因为他知道弟弟奎师那是如何的强大，不必担心奎师那会在与一只普通蛇魔的搏斗中败下阵来。

另一方面，众人顺着地面上的脚印来到雅沐娜河边，看到所有的牧童和奶牛都在哭泣，而当他们看到奎师那的身体被黑蛇魔缠绕住后，更加痛不欲生，全都认为奎师那逃不过这次危机。

奎师那的母亲雅秀答抵达时，想要跳入河中，却悲伤得晕倒了。其他人为了让雅秀答恢复意识，开始大声谈论奎师那以前那些卓越的事迹。雅秀答虽然活着，却仿佛已经死去，因为她的意识集中在奎师那身上。父亲南达和其他所有人则奉献一切给奎师那，包括他们的生命。当他们准备跳入雅沐娜河时，巴拉罗摩立即阻止众人，因为他知道奎师那并无危险。

奎师那模仿普通人的样子，被黑蛇魔卡利亚缠住一段时间。当他知道母亲和父亲，以及温达文居民，都因为爱他而陷入极大的痛苦时，便立刻开始扩展他的身体，这让黑蛇魔感到痛苦，别无选择地放松蛇身，放开奎师那。

黑蛇魔卡利亚生气地高高昂起头，沉重地呼吸着。他的鼻孔就像煮毒药的器具；他的口中发出火焰，用舌头接二连三地舔自己的嘴唇，并以可怕的、燃烧着毒火的眼光盯着奎师那。奎师那则绕着黑蛇魔玩耍并戏弄他。黑蛇魔想要找机会咬他，但奎师那在他周围不断移动着。

当奎师那和黑蛇魔卡利亚对峙一段时间后，黑蛇魔渐渐觉得疲倦，力量大幅减弱。这时，奎师那立即扑向他，正如老鹰猛扑在一条蛇上。奎师那按下蛇头并跳到上面，开始在黑蛇魔的头上跳舞并吹奏笛子，使得所有天界居民如干闼婆、圣人和半神人，都变得非常高兴，他们以极大的喜悦敲鼓伴奏，并献上颂歌、花和祷文。

但是，黑蛇魔卡利亚有一百颗头，试图用其他的头来对抗奎师那。然而，当黑蛇魔举起其中一颗头，试图要杀奎师那时，奎师那便立即捕获那颗头，并通过在其上跳舞来征服他。只要有一颗头不低下，奎师那就用莲花足踏击，迫使黑蛇魔低下那颗固执的头。

黑蛇魔卡利亚感到了接近死亡的剧痛。他的头开始猛烈地旋转，并从鼻孔和嘴里向外喷出鲜血。不过，他终于开始理解，奎师那是至尊主、万物的主宰，在对他投降后便昏了过去。

黑蛇魔的妻子"纳嘎帕尼"（Nagapatnis）看到她的丈夫被击中，且昏迷不醒，便赶紧向奎师那投降并开始祈求。纳嘎帕尼知道奎师那是所有投降灵魂的庇护者，渴望通过祈祷让奎师那释放她的丈夫。在纳嘎帕尼祈祷后，仁慈的奎师那放开了黑蛇魔卡利亚。黑蛇魔慢慢恢复意识后，谦恭地开始向奎师那祈祷。于是，奎师那下令："你必须立即离开这个地方，去海边！你可以带走孩子、妻子和拥有的一切，但不要污染雅沐娜河的水域。"

黑蛇魔卡利亚家族离开后，每个人都欣喜若狂，从此没有人需要再担心黑蛇魔的毒害了。

○ 瑜伽垫内的体会

眼镜蛇式绝对是瑜伽练习者最熟悉的姿势之一，身体趴在地面上，手掌在身体两侧，慢慢地头离地、胸口离地，让身体的前部舒展，同时训练背部的力量。这个类似眼镜蛇抬起头部的后弯动作，可刺激活化我们的心轮。心轮的位置在两乳之间，所以当胸口离地上提时，仿佛有更多的爱与慈悲同时升起。练习时，用背部的力量提起身体，随时保持像眼镜蛇一样的警觉。蛇是一种强有力的象征，表示我们在灵性成长的道路上，要放弃所有的恐惧，才能获得进步。但我们放弃恐惧的方法，并非逃避，而是面对它，并从不同的观点来看待恐惧，正如同有一些蛇遇到威胁时的表现是谋定而后动。

当人们被自身的恐惧给限制住时，任何好的改变都难以进入他们的生活。恐惧像是自己影子，越逃避它，就越被它紧紧追随。但只要简单地走在太阳光下，面向阳光，它就会立刻消失。下次当你练习眼镜蛇式时，请吸气提起胸腔，吐气时放松，消除内在的恐惧，并展现勇敢与自信。

○ 瑜伽垫外的哲思

一提到蛇，就会让人想到它缓慢的爬行、冰冷的皮肤、凶狠的眼神、锐利的牙齿及可怕的毒液。在故事中，黑蛇魔卡利亚不断地释放毒液，自私地想要霸占雅沐娜河。当奎师那跳到他的头上捉弄他，便是在挑战黑蛇魔的自我。一开始，黑蛇魔不断地使出全身的力量来抵抗，最后分身乏术，自我与愤怒都被奎师那消融，终究臣服于奎师那的莲花足下。

在很多印度神话中，蛇享有受人尊敬的地位。眼镜蛇象征面对死亡的恐惧，而湿婆把眼镜蛇当成项链挂在脖子上。湿婆的儿子——象神格涅沙（Ganesha），在他的腰部绑着一条眼镜蛇，除了表示对父亲的尊敬，也象征着跟随父亲的瑜伽之路，并表明他努力掌握自己的恐惧。

毗湿奴有一个常见的形象是躺在大蛇阿南塔盘绕如床的身上沉睡，并在宇宙乳海上漂浮。传说梵天是从毗湿奴肚脐上的一朵莲花中诞生，之后梵天开始创造世界，宇宙循环的一个周期为人间的四十三亿两千万年（等于"一劫"），而这只是梵天的一个半天，在一劫之末，湿婆又毁灭世界。

另外，据说《瑜伽经》的作者帕坦伽利，是毗湿奴所躺的大蛇阿南塔所转世。他的形象是上半身为人体，一手握着海螺，一手握着火轮，头上顶着千头的眼镜蛇。为了撰写经典，他在湿婆的祝福下转世成为瑜伽始祖，将瑜伽做了系统化的整理，并对瑜伽的理论和知识的科学化贡献极大。

还有，传说毗湿奴的第九世化身——佛陀在神圣的菩提树下打坐时，下了一场大雨。这时，眼镜蛇王从佛陀身后爬出来，打开它的头部，保护佛陀不受大雨干扰。瑜伽亦用盘绕的蛇来象征内在潜伏的、未显现的能量，并把这个沉睡在身体中的蛇称为"昆达里尼"（拙火），唤醒昆达里尼和修炼帕坦伽利的八支瑜伽，是瑜伽练习里的重要目标。

印度蛇节
Naga Panchami

蛇在印度教文化中扮演重要的角色，印度教信徒崇拜蛇，视蛇为"神"的化身，相信蛇能够带来好运，而眼镜蛇尤其受到崇敬。

印度处处林立蛇庙，还有蛇村、蛇舞、蛇船赛与蛇节。在每年八月的蛇节，信徒会用银器、石头或木头做成蛇的样子，或是用泥巴、牛粪在墙面画上蛇形，再以牛奶、甜点及鲜花来供奉蛇神，还会把牛奶淋在捉来的蛇头上。但因为蛇对牛奶会有过敏反应，因此，在蛇节过后，到处可见因为对牛奶过敏而死亡的蛇尸。

印度马哈拉施特拉邦（Maharashtra State）桑伽利市（Sangli）的雪拉莱（Battis Shirala）城之居民，在蛇节时会到郊外捕蛇，并将捕来的蛇先放到一座古庙里。而在晚餐后，他们会来到古庙里，徒手捉起蛇，有的亲吻蛇、有的把蛇缠绕在身上、有的与蛇共舞，认为被蛇咬伤或缠伤，象征着此生无灾无病。

有关庆典来源的传说是，有位农夫在耕作时，不慎杀了一条小蛇，母蛇为了报复，来到农夫家中，只见农夫的大女儿正在虔诚地膜拜蛇神那嘎（Naga），母蛇感动于她的诚心，便决定放过农夫一家人，并答应会保佑他们。

罗摩 *Rama*

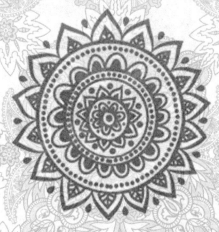

锄式
Halasana

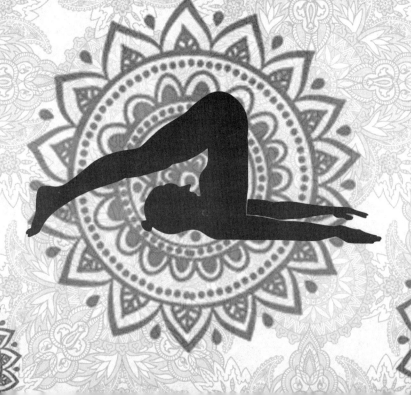

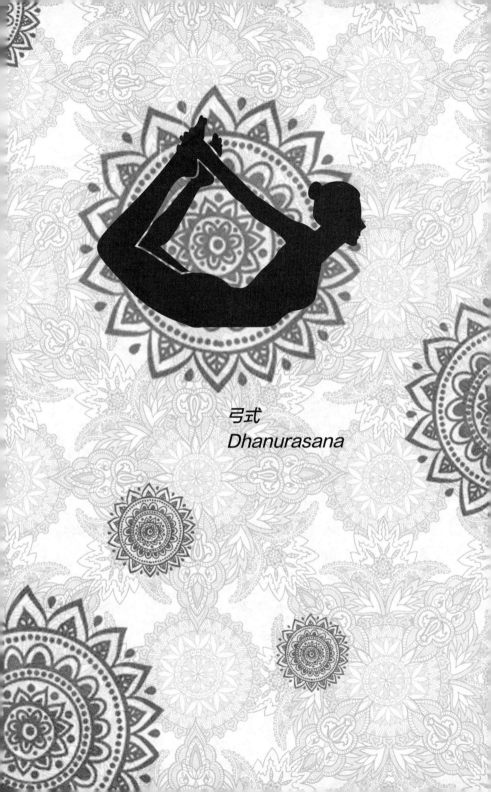

弓式
Dhanurasana

15
锄式
Halasana

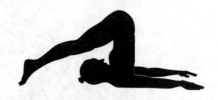

　　就现今的印度地理来说，雅沐娜河是北印度最长的河流，也是恒河第二大支流。世界七大奇迹之一的泰姬·玛哈陵，即是位于流经阿格拉市（Agra）的雅沐娜河南岸。

　　在印度神话中，太阳神和妻子桑佳娜生了一对龙凤双胞胎（参见"10脉轮式"）。儿子名叫"阎摩"（Yama）成为死神，也就是阎罗王；女儿名叫雅沐娜，为河神。或许因为她与死神的特殊关系，使得雅沐娜的河水被认为具有洗涤罪业、净化灵魂的祝福之意，也有"沐浴于此神圣河水中，可使人不受死亡的折磨"的延伸说法，从而形成至今仍普遍存在的民间风俗。

　　有关锄式的神话故事主角是巴拉罗摩，也就是奎师那的哥哥。梵文"bala"的原意是力量。此外，由于他总是背着一把巨大的长锄头，又被称为"哈拉达鲁"（Haladhara）。"hala"的原意是锄头，"dhara"是背或扛。巴拉罗摩的相关故事多见于《薄伽梵往世书》中。

　　有一天，巴拉罗摩在酩酊大醉的状态中来到雅沐娜河边想要沐浴。

他借酒装疯地对着蜿蜒的河水大喊："老子要洗澡，还不快给我移过来！"此举当然得不到任何回应。恼羞成怒的巴拉罗摩便抬起锄头，往河流的转弯处挥下，一次又一次……惊动了河神雅沐娜。她苦苦哀求巴拉罗摩别闹了，请他高抬贵手，并如他所愿地截住一段河水给他沐浴。

巴拉罗摩在酒醒之后，深感有错。他为了约束自己，也避免别人再有借酒装疯的事件发生，便在圣城"德瓦罗卡"（Dvaraka）下达禁酒令。

○ 瑜伽垫内的体会

有关人体的脊椎构造，光是颈椎就有七节，胸椎十二节，腰椎五节，再往下还有由五个椎骨连接成的骶骨，以及由四个椎骨连接成的尾椎。为了模仿锄头的形状，在这个仰躺的体位法中，我们必须借助整条脊椎去做大弯折的身体反向动作。脊椎延展性不佳或肩颈僵硬者，不容易让双脚脚趾头点地。这时，若像巴拉罗摩那样没耐性，或强迫地拗折脊椎，或因离脚趾头点地差几厘米而施蛮力下压，可能就会发生运动伤害。受酒精影响而导致的意志失控，我们尚能理解；但在垫内练习体位法时，我们何尝不曾有过"粗暴"地对待身体，就只为了完成动作？

时时刻刻在练习过程中保持一颗觉察心，觉察身体的每个环节，觉察呼吸，觉察酸痛紧绷等状态，提醒自己欲速则不达，不仅可避免不必要的运动伤害，也能回到练体位法的初衷——爱自己的身体。

○ 瑜伽垫外的哲思

体位法中，有某些动作具中高难度，或是像锄式这类看似不符合人体工学，但确实有锻炼之益处的体位法。这些体位法都需要运用意志力来持续练习。就如《哈达瑜伽之光》（1.65）所言："有锻炼就会有成就，不锻炼就不会有成就，仅靠研读经典是不可能在瑜伽上获得成就的。"

帕坦伽利在《瑜伽经》所提的八支功法第一支是"持戒"，而持戒五条之一是不占有或不贪婪或不役于物（Aparigraha），其中包含戒酒。

故事中，借由发酒疯来达成目的的手段看起来似无可取之处，但换个角度想，可勉强称为坚持己见或意志力坚定地抵达目的。运用在瑜伽练习上，可以解读为走在瑜伽修炼或人生道路上时，难免会遇到障碍及挫折，但善用如同锄头般突破困难的意志力，加上行动力，才有丰收的可能。人生也如犁田耕耘般，并非只靠蛮力来使用锄头，一步一锄一犁间，如何拿捏翻土的深度、速度及进度，都是关键，而在无数次重复同样动作的过程中，心田也在耕耘着修行一事。

故事的另一个重点是巴拉罗摩自知做错事后，以理智与良心唤回忏悔反省之心，实属难得。而能原谅别人或给予忏悔机会的人，更是难能可贵。我们在日常生活中，难免会遇到有人处于不可理喻的状态，或做出非理智的行为，伤害了自己，也伤害了别人，尤其当伤害是来自父母、伴侣或职场伙伴时，更是考验着我们的智慧和处事能力。

初始，或许是我们吃亏、受委屈或受伤害。有时，暂时的包容或委曲求全，是为了寻求解决之道，一种爱之宽度、深度的体现，而不是非理性地纵恶。近代伟大的瑜伽大师维韦卡南达（Swami Vivekanada, 1863—1902）有句教诲说："无须指责，能伸出援手就去做，假使做不到，就收起双手合掌祝福他，让他走该走的路吧！"我们在更紧密、亲密或微妙的人际关系中，有时也不得不如此，譬如常见的婚姻出轨事件、手足分产或生意纠纷等，都在考验着我们的人性与智慧。瑜伽相信业力，相信人性仍有辨识是非及理亏之心，而愿意给予别人反省忏悔的机会则是智慧的展现。

16
弓式
Dhanurasana

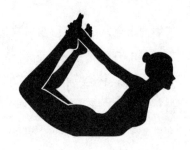

　　国王贾纳卡（Janaka）拥有一把名为"皮纳卡"（Pinaka）或"湿婆弓"（Shiva Dhanush）的神弓，那是来自伟大湿婆赠送给祖先"德瓦罗塔"（Devaraatha）的传家之宝。截至目前，尚无人有能力举起这把巨大沉重的神弓来使用，因而被供奉在桌上膜拜礼敬。有一天，国王看着小女儿悉多（Sita）在殿前玩球，当球滚到供桌下时，悉多为了捡球，顺手毫不费力地把桌子移开，继续玩耍。无意间看到这一幕的国王不动声色，但心里有了底。

　　长大后，悉多成了亭亭玉立的少女，国王贾纳卡不采取相亲，而是举办招亲大会。这当然吸引了来自全国上下想抓住这个当乘龙快婿机会的年轻人。条件是，必须能成功使用皮纳卡神弓，才可娶亲。

　　众人跃跃欲试，但再怎么身形魁梧、体魄强壮的青年，别说拉弓射箭，连弓身都抬不起来。这时，来自拘萨罗国（Kosala）首都阿尤迪亚（Ayodhya）的王子罗摩（Rama），因为对悉多一见钟情，便决定参加遴选。罗摩王子是毗湿奴的第七世化身，他轻而易举地举起神弓，不费吹灰之力就拉起箭，屏气凝神地射中红心！众人佩服欢腾，罗摩则顺利娶得美娇娘。

○ 瑜伽垫内的体会

弓式可说是让全身呈现完全反向伸展的动作，需搭配柔软的脊椎延展。对于一般人来说是相当吃力的体位法，因为在我们的生活作息中，几乎不会有这样身体反向动作的必要与需求。其实，通过这样的体位法，可以刺激、活络及畅通全身的腺体、淋巴、神经、脏腑、筋络和气血循环等，好处多多。

反之，您可想见，长久处于驼背或缩坐于椅子上的现代人，为何常出现莫名病痛或胸闷紧缩的不适感。

在弓式停留时，不需在乎脊椎的弧度要多大，而是将意念放在紧绷处、酸痛处，通过呼吸的带领，去觉察身体的细微变化，并辨识不适感的产生，是与日常行住坐卧间的哪些不良姿势习惯有关。即使离开了瑜伽垫，仍保持这样觉察身体的能力，自然能改掉不当的姿势。如果我们能先从练体位法开始，养成对身体的觉察及觉受能力，也会自然养成对外在生活的觉察及觉受能力，提升我们的洞察和洞见能力。

○ 瑜伽垫外的哲思

在这样身体大弧度地反向弯折的动作中，借重整条脊椎的柔软度只是其中一个元素，另一个重点是如何将臂力与腿力结合，借力使力地拉伸出弓形的弧度，那么在动作停留上就能事半功倍，不会感觉过于吃力。在生活中也是如此，有时遇到问题，不论你的角色是高位或前辈，都应先尝试放软身段。硬碰硬的态度，只会让对方不愿开诚布公地沟通或总是虚与委蛇。在做事上，能借力使力地达到事半功倍或圆融结果，也是一种世间智的展现。

在这个故事中，代表纯净灵魂的悉多与象征崇尚至上真理的罗摩，在皮纳卡神弓，也就是神性的祝福下而结合。人世间情爱的结合，有时也需历经一番波折才能终成眷属。爱的议题，千年以来一直是人类在学习的一门课题。瑜伽灵性知识中提及的层次，属于神性的爱，如奉爱瑜伽（Bhakti Yoga）。瑜伽修行者也阐述爱，如瑜伽大师维韦卡南达就曾说："所有的爱都是扩张，所有的自私都是收缩。因此，爱是生命的唯一法则。有爱者才是活着，自私者正在死去。因此，因爱而爱吧，因为它是生命的唯一法则，就像你赖以维生的呼吸。"

放眼周遭，若是条件式的、执着的、需要得到回馈的爱，它能不产生变化吗？会有不质变的爱吗？当个体的爱是纯净的，是升华至联结神性的爱，爱的能量会自然散播给周遭的人。即使对方无福消受或因缘已尽，在此种爱的前提下，个体仍能展现宽恕、包容、体谅，并祝福对方的离去。然而这并不容易，所以是需要学习的真爱与舍离之议题。终生奉行禁语的瑜伽尊者巴巴哈里达士（BaBa Hari Dass，生于一九二三年）曾被弟子提问："个人之爱能转化为至上之爱吗？"尊者回写："若个人之爱去除了执着，就是至上神圣的大爱。"

哈努曼 *Hanuman*

安佳娜亚式
Anjaneyasana

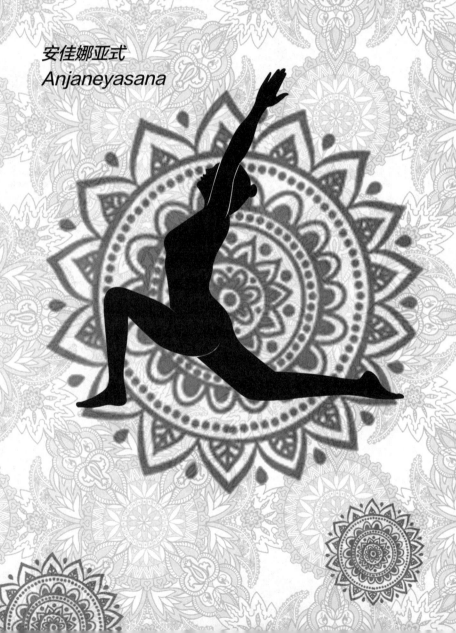

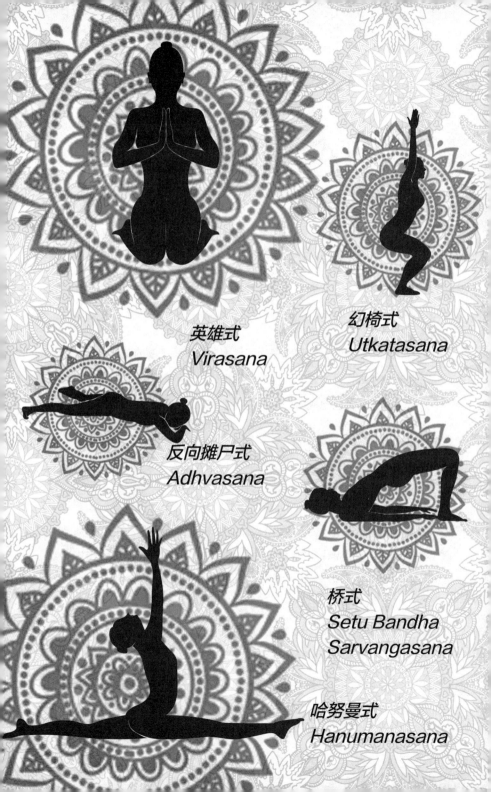

英雄式
Virasana

幻椅式
Utkatasana

反向摊尸式
Adhvasana

桥式
Setu Bandha Sarvangasana

哈努曼式
Hanumanasana

安佳娜亚式

Anjaneyasana

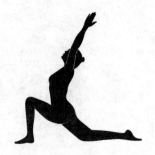

在古印度民间，不孕女子为了展现向神求赐子嗣的诚心诚意，会百日断食和对着月夜做三千次的跪膝祈祷，希望借由如此的耐性与毅力，向神证明自己想成为好母亲的决心，以得到上天的怜悯和赐予子嗣的祝福。

话说，有一位名叫"安佳娜"（Anjana）的美丽女子，每天遵循古法，虔诚地向上天祈求赐孩子给她。听到祈祷的风神"伐由"（Vayu），因为欣赏安佳娜而决定帮她。一天晚上，安佳娜照旧跪地合掌祈祷着，风神伐由使个劲，让正衔着糕点屑的鸟儿把糕点屑放在她的掌心上。她心里有数，知道祈祷应验了，便感恩地慢慢咀嚼吃下，随后果真怀孕。生下这个得来不易的小男孩，即"安佳娜亚"（Anjaneya），意思是安佳娜的儿子。

因为父亲是风神，这个极度受母亲宠爱的小男孩，是非常灵光聪颖，但又调皮捣蛋的半神人。有一天，小男孩睡醒后，极度无聊、闷得发慌地瞪着天空，看到半空中有颗黄澄澄、亮晶晶的超大杧果，心想："杧果是我的最爱。"想把它摘下来吃（其实他看到的是太阳啦），便不假思索地自然使出神力，掌心朝上，往天空一跃……

此刻，掌管日食的阿修罗——罗睺（Rahu），见有人进入地盘要掠食太阳，立刻挡住小男孩。这半神人男孩神力高强，看到半路杀出"程咬金"，便本能地击中罗睺。罗睺负着伤，狼狈地向掌管天界的因陀罗求救。因陀罗坐上名为"伊罗婆陀"的白象坐骑，来到惹是生非的主角面前。

但小男孩可是不晓得怕的。

正当小男孩在对付白象时，因陀罗举起金刚杵，射出雷电光，击中小男孩的下巴，小男孩随即掉回凡间，昏死过去。［这也成为猴神"哈努曼"（Hanuman）之名的由来，梵文"hanu"指下巴，"-man"则是被毁坏的意思。］

得知消息的风神伐由来到奄奄一息的儿子身旁，带着狂怒对大地咆哮，并深深吸一口气后就不再吐气。没多久，凡间所有的动物、植物和人们都难以呼吸，快要窒息的万物痛苦地向梵天哀求协助。梵天赶紧携着众天神出面主持公道，训诫因陀罗竟因他的举动而让凡间受苦。其他天神也向风神求情。但悲愤的风神说，没有还他儿子，他绝不吐出这口怨气。

众天神赶紧赐予哈努曼祝福的力量。

梵天对着哈努曼说："我赐予你同我一般的长寿！"

因陀罗说："我赐予你拥有刀枪不入的强壮身躯！"

火神阿耆尼说："我赐予你无畏火的能力！"

时间之神卡拉（Kala）说："我赐予你死亡永不侵犯你！"

其他天神说："我们赐予你无人能敌的力量和速度！"

在众天神的赐福下，哈努曼总算苏醒了。风神伐由才轻轻吐出这口气，大地之万物重回生息。

然而，毕竟引起事端的是这个顽劣的男孩，梵天为了展现公平，深知不能让哈努曼继续留在溺爱他的母亲身边，免得将来再发生麻烦事。于是，他下令将哈努曼交由太阳神之子，亦即猴王"苏贵瓦"（Sugriva）接手管教，并将之变成猴身，让他忘记人身之出生。[①]

此后，哈努曼展开了在森林中的新生活。

这中间有一段插曲，由于猴王苏贵瓦曾受恩于罗摩王子，两人成为好友，后续也发展出罗摩成为哈努曼此生最尊崇敬仰、愿意为他效忠效命的主子。所以，当罗摩的爱妻被魔王罗瓦那（Ravana）借金鹿之计掳走时，猴王苏贵瓦义不容辞地派出猿猴大军和爱将哈努曼协助罗摩。

○ 瑜伽垫内的体会

不同的国家、文化或宗教，均有种种不同的祈祷姿势。崇尚并礼敬大自然与宇宙的瑜伽行者亦复如是，通过体位法的呈现有拜日式、拜月式、英雄式等，而此处介绍的是单脚跪姿的祈祷式。

在这样的祈祷式停留时，我们常常在乎的是前后脚能开跨得多开，上半身后仰能做得多深。无论你满不满意于镜面反映出的曼妙身

---

① 关于哈努曼为何是猴身的故事版本不一，本书采此说法，敬请参考。此外，印度教中的猴神哈努曼，出现于大约公元前一〇〇至五〇〇年的史诗《罗摩衍那》之人物。有人认为，中国神话故事中的孙悟空是以哈努曼为构思原型。因此，若读者想以对孙悟空的印象来想象哈努曼，也不为过。

形弧度，请别忘了此体位法背后的实质意义——祈祷的那一颗心。

○ 瑜伽垫外的哲思

祈祷是欲将个体联结或交付于更高、不可知的、至上之神的方式，其呈现的是一种信仰（shraddha）的力量，是一颗臣服的心。小则支撑挑灯夜战的苦读，或抗拒美食的减重计划，大则可以是为求生存的逃难，或出生入死的上战场等。前提是，将小我的心臣服并信仰于至上之神、无上智慧、绝对真理，所祈祷后的结果，能心诚则灵很好，期待落空也罢，小我的心都愿意全然接受结局，这样的臣服意念才是智慧的盘石，此信仰的力量才是真实不虚。

在印度本土的瑜伽课堂中，老师普遍会带梵唱（Chanting Mantra）练习。借由古老的梵文音频共振脑波频率，重复地梵唱练习，可帮助我们进入和谐法喜的内在状态。许多梵唱撷取自古老经文，所以练梵唱之前先了解其经文意思，亦有助于学习瑜伽哲理之精要与精义，或神性智慧箴言。其中，ॐ（发AUM或OM音）是最古老的梵咒（Mantra）。梵咒是使心灵解脱的超然音振，心灵的力量被转化为声音模式的宇宙频率。《瑜伽经》（1.27）说："圣音（Pranava）OM就是绝对的真理。"所以，经由专注、投入、持久的梵唱练习，亦可协助我们走向瑜伽的终极目标。

犹如身体需要食物，梵唱是灵魂的食物。梵唱能激发、净化、调整及平衡所有的脉轮。梵唱练习能拆除假我的防护圈，扩展觉知力，激发身体的潜能。梵唱能清除潜意识中的恐惧、愤怒、忌妒及贪欲的负面能量。梵唱能释放并升华封闭在内心的情感。从梵唱练习引致的喜悦就像大能恩泽，是一切善知识的源头、智能的精髓，是至福和爱的本质。梵唱本身能够把人引向觉悟、慈悲和完全的超脱。当你的心和神圣的音节频率合一，就进入了神圣的领域，可沉浸于一片充满超然喜乐的海洋。

瑜伽的梵唱练习中，常有祈祷文的唱诵。在此分享常见的瑜伽课前祈祷文：

Om Saha Navavatu, Saha Nau Bhunaktu,

SahaViryam Karavavahai,

Tejasvi Na Vadhitamastu Ma Vidvishavahai,

Om Shantih Shantih Shantih!

嗡！愿上天保护我们，老师与学生两者，愿上天滋养我们。

愿我们一起学习并了解经文的真实意义。

愿我们的学习充满光明，愿我们彼此间没有敌意及误解。

嗡！和平！和平！和平！

——《泰迪黎耶奥义书》（*Taittiriya Upanishad*, 22.2）

18

英雄式／幻椅式／桥式／哈努曼式
Virasana / Utkatasana / Setu Bandha Sarvangasana / Hanumanasana

　　魔王罗瓦那的妹妹"苏帕娜迦"（Shurpanakha）倾心于英俊的罗摩，多方引诱他，但罗摩始终忠于自己的妻子悉多，毫不动心。罗摩的弟弟"拉克斯曼"（Lakshman）对此感到愤怒，遂将苏帕娜迦的鼻子割掉。苏帕娜迦向兄长罗瓦那哭诉，罗瓦那便放出苏帕娜迦化身的金鹿来引诱悉多。

　　悉多请求丈夫罗摩抓住那只金鹿。罗摩虽然怀疑这只金鹿是魔王罗瓦那派来的，但也不想拒绝自己的爱妻，便无奈地前去追它，同时委托拉克斯曼要保护悉多。不久，悉多隐约听到罗摩呼叫拉克斯曼的模糊声音。拉克斯曼不相信，因为他认定罗摩是没有任何人能够欺负的强者。但悉多坚决要拉克斯曼去找罗摩。拉克斯曼在离开前，特别吩咐悉多千万不许出屋，也不许接待任何人。魔王罗瓦那在调虎离山之计成功后，化为仙人过路求食，并因为觊觎悉多的美色而将她掳走。

　　罗摩在情急下请托猴将军哈努曼先去探查爱妻被掳去何处，他则整军带队随后跟上。

哈努曼漂洋过海来到了魔王罗瓦那所在的斯里兰卡，上岸后，他对着大海跪了下来，低头双手合十，心里祈祷默想，请神祝福他此趟救人任务能顺利完成，不负他敬爱的主子的请托（此为英雄式的来源，"vira"是英雄之意）。

哈努曼进入市中心，欣赏着由宇宙建筑大师毕施瓦卡玛所打造的、无与伦比的繁华城市，由衷地赞叹着。然后，他来到魔王罗瓦那美轮美奂的宫殿，先潜入后花园，很快就找到囚禁悉多之处。哈努曼先拿出罗摩给他的戒指信物，让悉多相信他是受托来救她的。哈努曼提议要背悉多逃离魔掌，但被她拒绝。悉多表示她宁可等丈夫带队前来，光明正大地歼灭魔王而光荣获救，也不愿偷偷摸摸地求生。

哈努曼知道他无法改变悉多的心意，但在评估当下的局势后，知道势必会再度引发战争，便决定直接面对魔王罗瓦那，看能否争取到和平解决的机会。于是，哈努曼跳进宫殿中的"阿修克瓦蒂卡"（Ashok Vatika）花园，故意践踏花草，很快就引起骚动。

一阵刀光剑影后，众士兵皆不敌哈努曼，魔王罗瓦那派出么儿"阿克沙亚库玛罗"（Akshayakumara），竟被哈努曼轻松杀掉，于是他派出最强壮的长子"因陀吉"（Indrajit）。因陀吉祭出了"梵天神箭"（Brahmastra）来对付哈努曼，殊不知哈努曼已被因陀罗赐予刀枪不入之身。

魔王罗瓦那在无可奈何之下，只好命令士兵把哈努曼"请"进宫殿里。

哈努曼大剌剌地走到魔王罗瓦那面前，声称自己是代表罗摩国王的大使，要求赐座（一般来说，非尊贵身份者是席地而坐）。罗瓦那心想："这只泼猴竟胆敢跑来我的地盘撒野，我都还没修理他，他竟然好意思说要当座上宾。"便直接拒绝了哈努曼的要求。

没想到，哈努曼面不改色地翘起猴屁股，尾巴一伸，变！变！变！把尾巴越伸越长，并卷来卷去地交叠成一个高度，屁股一蹬就坐在自个儿的尾巴上。这尾巴椅的高度比魔王罗瓦那的宝座还高，让罗瓦那觉得很难堪。但他知道哈努曼的神力高强，不好惹，再加上他抢别人老婆一事在先，也不好直接动粗，只能先暗中较劲，就下令侍卫把宝座架高，而哈努曼便又把尾巴卷长，垫得更高。（此为幻椅式的来源。梵文"utkata"，原意是好斗、激烈之意。）

哈努曼表明来意，希望魔王罗瓦那放人，和平解决此事。但罗瓦那已恼羞成怒，再加上么子被杀，不愿意就此妥协，立刻下令抓了哈努曼，打算要当街放火处决他。处变不惊的哈努曼任由罗瓦那修理他。当士兵用火把从他的尾巴点火时，却怎么点都点不着，因为哈努曼已被火神赐予火攻不克之身。灵活的哈努曼轻易地跳离士兵的围堵，跑得不见人影。

❋

终于，罗摩率领猿猴大军前来。

但印度与斯里兰卡之间的海洋阻碍了大军前往。哈努曼便选择在印度东南部海岸的"拉梅斯沃勒姆岛"（Rameswaram Island），最靠近斯里兰卡西北部海岸之处，率领猿猴大军日夜赶工建造跨海大桥。历史上，此"桥"（其实是石灰地形的细长形浅沙洲）有多种名称，本书是采《马可·波罗游记》之定名，为"桥"（Setu）或"罗摩桥"

（Ramasetu）。此为桥式的来源。

在里应外合之下，罗摩率军前来，一举攻下魔王罗瓦那的地盘，顺利救出爱妻。

◉

在此战役中，拉克斯曼身受重伤。据说只有生长在喜马拉雅山上的一种神奇药草，才有办法救得了他。哈努曼为了救人，火速回到印度，抵达绵延的圣山后，就使出神力，左右脚轮番大箭步地跨出，一一跃过山头（此为哈努曼式的来源），好不容易才找到神奇药草。但药草故意缩躲在山的底层下，不让人摘采。哈努曼只好将整座山抬起，同样跨步越过山脉，让拉克斯曼吃到草药后，再把整座山归位。

哈努曼达成任务，再添一桩英勇事迹。

在庆祝战胜的典礼中，罗摩将礼物分配给所有协助他打仗的将士。当轮到哈努曼时，罗摩说："我没办法给你任何东西，因为没有东西能配得上你为我做的一切。我能为你做的，就是把我自己给你。"哈努曼听到这一番话，便谦逊地站在罗摩旁边，双手合十放在嘴前，低着头，摆出对罗摩服侍的姿势。直至今天，这个画面的图像仍普遍流传民间，代表一种对神性的谦虚皈依者。因此，对哈努曼的崇敬，象征对超然神性的祈祷，是为了得到知识、活力、诚实、真挚、无私、谦逊、忠诚，以及对神性发自内心的奉献。

基于哈努曼的多项不凡之举，在印度史诗《罗摩衍那》中，将他美称为"马哈比尔"（Mahaveer），即最伟大的勇士。

英雄式
Virasana

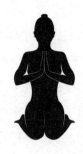

○ 瑜伽垫内的体会

在印度教中，哈努曼被尊称为猴神，代表着无私的奉献、大爱与大无畏的力量。对哈努曼来说，崇敬罗摩并非因为他是国王，而是把他当成神由衷地崇敬与臣服。从故事中可得知，英雄式的来源是以救人为前提的心，祈祷得到上天的祝福与支持力量，以达成任务。安佳娜式是为了满足个人得子的祈祷，与之相比，英雄式是属于无私的、为他人的、荣耀的祈祷愿望。

在众人的祈祷声中，有多少是为个人需求而做的祈祷呢？又有多少是如哈努曼的不为己的祈祷呢？身为瑜伽人该做何种祈祷？祈祷又是为了谁呢？这些都需要我们好好深思。

○ 瑜伽垫外的哲思

从古至今，被列为英雄者，并非单纯享有盛名，其背后皆需经历许多的艰辛挑战、煎熬及挫败。在战胜外在敌人之前，都需要先战胜自己内在的敌人，即人性底层的黑暗面，进而显现出人性的光明面。不同世代、不同领域对英雄的定义皆不同。精忠报国的岳飞，可称是战场上的英雄；采非暴力不合作运动建国的印度国父甘地（Maha Gandhi）被称为"圣雄"；无我慈悲大爱的特里萨修女（Mother Teresa）亦是另一种形式的英雄。当然，还有许多的无名英雄，如父母、志工等。在个体超越小我的人性底层，以大无畏的精神为理想目标而努力时，都是展现了英雄的共同特质，并体现了生命的价值与意义。

幻椅式
Utkatasana

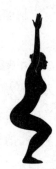

○ 瑜伽垫内的体会

这个姿势很不讨喜，因为它看似简单的站姿半蹲式，却考验着大腿肌力、膝关节受力支撑状态。有些学生蹲一下就受不了了。在练习时，呼吸流伴随着时间的流逝，更加考验着内力与定力。你的脸部表情能否放松自如？心思能否安住于观息止念，不为辛苦的下盘所动摇？也可以想象，当你正蹲坐在象征"权力"的隐形椅子上时，你占着权力的使用时间能多长？能多快乐？

○ 瑜伽垫外的哲思

在古代印度，一般老百姓普遍席地而坐，椅子或宝座是王公贵族或较高阶级的身份才能享用。若用椅子作为地位、位阶、身份的象征，我们每个人占用的"位子"代表何种责任、义务、权利及权力呢？我们有认清、接纳、享有或落实自己位子上该尽的责任、义务、权利及权力吗？每个人在外在生活中，常需身负数种角色，你可能同时是父亲和儿子，是主管也是下属，是好友也是竞争者等，在角色"位子"上，一个人容易享用权利与权力，较不愿意尽责任与义务；容易偏向争取权利与权力，较会排斥担负责任与义务，这是人性中趋乐避苦的二元对立本性。其中对人性自我的最大考验即是"权力"。

故事中，两位人物所暗中较劲的椅子，即是"权力斗争"的象征。权力斗争是人性底层的其中一个面向，勾勒出欲望的本质、内心的匮乏或生存权的捍卫等。发生之处无所不在，小到家庭里的成员、职场的利益、政党的立场，大到种族与种族、国家与国家之间。故事中，虽然代表正义的哈努曼陷入丑陋的斗争中，但他的前提是正当性、荣誉性的救人任务，取得"权力"只是达成任务的工具，并非满足个人欲望的手段。印度经典《薄伽梵歌》一开始的场景，就是两方人马齐聚在战场上，具有血缘关系的堂兄弟溅血厮杀的战争，而其中的重要原因即是权力斗争。

倘若个体能借由瑜伽灵性知识的熏陶，让人性思维有所提升，明白自他不二，那么人与人、种族与种族、国家与国家之间的各种形式斗争，才能日渐消弭，和平也会日渐增多。

桥式
Setu Bandha Sarvangasana

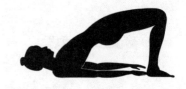

○ 瑜伽垫内的体会

顾名思义，此体位法即是模仿一座桥的形状而得名。桥身的弧度借由脊椎的柔软度，与腿力和肩颈的共同支撑，达成和谐的停留。桥有促进两端交流的功能，延伸至日常生活中，当我们身边出现对立冲突的局面时，能否具备柔软的态度，先协助双方回到理性可协调的局面？瑜伽人要练就柔软的脊椎，也要练就柔软的一颗心。

○ 瑜伽垫外的哲思

桥的意义在于建立两端的交流。在日常生活中，语言是人与人之间沟通的桥梁；在知识或信息上，阅读是思想与思维碰撞的传递桥梁；在创作或艺术中，感动是主观与客观的桥梁。在灵性道路上，桥的两端，并非主体与客体之分别，只有交流或合一，非二元对立，而是自他不二。

在瑜伽练习中，呼吸是外在的身与内在的心联结的桥梁，静坐冥想则是个体意识与宇宙神性意识的合一桥梁。如同存在于每一个呼吸流中的"So Ham"（音译：索·汉），"吸"是"So"，"吐"是"Ham"，其字面意义在瑜伽重要经典《格兰达本集》（5.84）中解释为："我即是神性。"（I am He/That.）这个"我"是指灵性真我（Atma），也可延伸解读为神性存在于每一个呼吸流的当下。所以，前提是先朝向小我个体的灵性之觉醒与提升，通往宇宙实相的桥梁才会出现。

哈努曼式
Hanumanasana

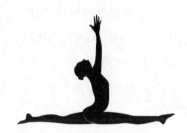

○ 瑜伽垫内的体会

每次只要一示范这个动作，学生就会瞪大眼睛惊呼："哇！劈腿耶！"是的，这个看起来很炫的劈腿动作并不容易，需要髋关节极度柔软才能完成。严格来说，这并不是一个符合人体工学的姿势。很多人为了要将腿劈下去，而让骨盆呈现歪斜状态，长期练习下来，对下背部并不好。瑜伽强调"非暴力"，哈努曼会为了罗摩而做任何事，但他无法做到每一件事。对你来说，"做得到"和"做得对"哪一个重要？当下的劈腿动作，你是以"做得对"，还是"做得到"为前提？身体的感知只有自己最清楚，若当下"做得到"但"做不对"，也就是骨盆歪斜或身体肌肉张力过大，勉强自己的结果就是换来练习后的不舒服，甚至长期下来有受伤的风险，这何尝不是一种暴力呢？同样地，回到日常生活中，你会不会因为想要做到你认为的"做得到""做得对"和"做得好"，而陷入一种过度要求的完美主义？当你处在这种模式里，曾对自己或他人"施暴"吗？

《瑜伽经》（2.34）说："有暴力的负面想法或行为，不论是轻微、中等或极端地放纵自己，都是基于无知，并且会带来一些痛苦……"所以，不要只因为这个姿势看起来很酷，就为了做到完美的姿势而伤害自己。真实地面对你的身体：你的髋部确实打开了吗？真的能够完成这个具有挑战性的姿势吗？还是内在的自我执着想要这么做？

在这个体位法中，你在哪里施力？在你的手？你的脸？你的脖子？你的呼吸？你的腿？你的放松又是在哪里？如果你的姿势不太完美，你可以接受吗？你能够尽一切的努力，并保持心打开吗？《薄伽梵歌》（2.47）告诉我们："你有义务履行职责，但没有权利享受活动的成果。"所以我们只要尽最大的努力，不必执着行动的结果。记得《薄伽梵歌》（18.47）中奎师那的忠告："履行自己的职责，即使做得不完美，也比完美地履行别人的职责更好！"所以，我们做自己能够做的体位法，不要只是因为你的老师或是坐在前排的学生都能做到，而你只是为了想要跟他们一样而伤害了自己。

○ 瑜伽垫外的哲思

在印度，如果要求财富，会崇拜财富女神拉克希米；如果要求智慧，会崇拜知识女神萨拉斯瓦蒂；如果要身材健美，就会崇拜哈努曼。

你绝对想不到，在印度，崇拜哈努曼的庙宇最多。每一个哈努曼的姿势，都表现了无惧、勇气、忠诚、力量、友谊和慈悲。在《摩诃婆罗多》里，哈努曼的一生是一个充分展现忠诚、无惧和完全奉献的旅程。

哈努曼呈现出瑜伽行者的特质，这些故事也反映了我们的许多面向。我们常常忘记内在的神性，而只是不断地感受到自我的挫折，或是有时候我们感觉到自己无法再负担了或是无法完成某件事情，而出现信念的危机。哈努曼教导我们，唯有信任和爱能够解除所有的疑惑和恐惧。

奉爱瑜伽的传统，就是通过培养奉献的态度，去除所有的恐惧和疑惑。奉爱瑜伽会通过重复唱颂梵咒，帮助我们专注在所奉献的对象上。对于哈努曼来说，他奉献的对象就是罗摩，所以他不断重复唱着罗摩的名字，也因为如此，最后他身上每一根寒毛的振动，都伴随着罗摩名字的声音。他这种完美的专注，以及紧紧地将自己与奉献对象结合在一起，完全展现了神性爱本身，这也是为什么罗摩和悉多永远居住在他的心中。

很多瑜伽练习者都发现梵唱能带来深深的喜悦情绪，无论听着简单的梵唱音乐或是参加一些梵唱活动，都能够让参加者感受到重复梵唱的效果。这些咒语可以被大声地唱出来，也可以默念，规律地练习后，随之而来的就如同哈努曼所体现的——慈悲心的增长与恐惧的消融。

哈努曼能赢得"英雄"的美称，来自他的忠诚、奉献和服务。对于我们来说，我们的信念是什么？愿意为了信念而奉献最大的能力吗？哈努曼一大步的飞跃，除了是对自身能力的相信，更是对奉献对象最完美的奉献，因为他无所畏惧。愿我们通过这个姿势的启发，无论在任何情况下，只要有信念，都能够如哈努曼那无所畏惧地一跃，为自己创造更多的空间和可能性。

近代著名的瑜伽上师施化难陀（Swami Sivananda, 1887—1963）在一生的教导里提倡"服务、爱、奉献、纯净、冥想、了悟"。哈努曼在故事里亦体现了这样的精神。

19

反向摊尸式

Adhvasana

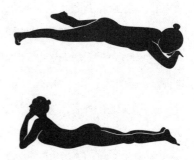

梵文 "adhva" （音译 "阿的瓦"），意指 "道路"。

因故被放逐于森林的般度（Pandava）五子（详见 "25鹤式"），有位共同的妻子名为卓帕迪（Draupadi）。有一天，她在森林散步时，无意间发现了一朵名为 "芍冈帝卡"（Saugandhika）的奇花，它会散发出浓郁的特殊迷人香味。她央求其中一位丈夫毕玛（Bhima），去帮她找出更多朵花，好让她分送给其他丈夫，毕玛欣然答应。

找着找着，毕玛不自觉地深入陌生的森林地。待意识到自己失去了回头路的方向后，他便慌乱地猛砍挡住去路的树枝，惊动了众鸟兽，也吵到了正在树上酣睡的哈努曼。哈努曼看到对森林不敬的毕玛，便想给他一个警告。

哈努曼看准毕玛的必经之路（adhva），用神力把自己变成外观憔悴、病恹恹的老猴，横躺于路中间（反向摊尸式）。毕玛看到挡路的老猴，不耐烦地要他让开。哈努曼用气若游丝的声音说："我累得动不了，要不，请您帮我把尾巴挪开一些，好让您通过。"

大力士毕玛蹲下来，想拨开老猴的尾巴时，发现其重无比，无论怎么使力推、用力抬，尾巴仍丝毫不动。突然间，毕玛明白了眼前这位必定是具某种神性的高人，立即谦卑地道歉忏悔，并请哈努曼示现本尊相。

恢复原貌的哈努曼说："你寻找芍冈帝卡花，将会徒劳无功。因为这种奇花是由魔王库柏（Kuber）的士兵在看守的。"并说："你对待人的态度，取决于对方的外表，这是很肤浅的，并非身为高贵王子应有的风范。"毕玛虚心接受教导，并得到哈努曼如注入神性能量般的拥抱与祝福。

依依不舍离别后，因为得到哈努曼的祝福，毕玛仿佛吃了大力丸，顺利找到奇花所在，并打败看守者，平安带回战利品，分享给妻子和兄弟，也分享了路上奇遇的莫大无形收获。

○ 瑜伽垫内的体会

这个俯卧的动作，与诸多体位法相较，实在是太轻松舒服了。所以，有时在课堂上反而不当它是动作的练习，而是穿插在上一个动作结束后，好让身体得到舒缓的调息与放松。在一轮汗流浃背的体位法练习后，带进这样的动作，可把肌肉不自觉地紧绷、体内深层的压力及负面情绪能量，顺势释放给大地。

每个伟大的音乐作品都有休止符，许多动人的画作都有留白处。

现代人已习惯于身心不停歇地汲汲于生活，在进入到瑜伽的时间及空间里时，可以善用此体位法的慵懒放松停留，享受一刻的身心放空状态。现代人常有一些文明病痛，有时是和负面能量累积在体内有关。身体感官因压力及忙碌而紧绷很常见，而忙碌中要保持有意识地放松反而难。这也是瑜伽人在此动作中要觉察的身心细微状态，并要借由稳定细长的吐纳来调整之。

○ 瑜伽垫外的哲思

在故事中，哈努曼的开示是：对待他人的态度，不应取决于对方的外表。而在现代功利主义及资本主义普遍充斥的生活中，千年前的智慧箴言至今仍非常适用。即便科技如何进步发达，人性经过千年文明的熏陶，似乎仍停滞不前。因人性黑暗面作祟，许多人是虚有其表，表里不一，金玉其外，败絮其中，或外强中干等。当我们因识人不清或智慧未开而受骗上当时，让自己受害的有时候并非事件本身而已，而是先有自己的"无知"（Avidya）之因，才会产生被骗之果。看透这一点后，才能从事件中学到智慧，才能愿意原谅及宽恕加害者的过错，才能降低或释怀事件带来的苦。

另外，贵为猴将军的半神人哈努曼，装扮成老猴来警示毕玛。相对于现今倾向彰显个人能力的功利社会，面对深藏不露的各行业之达人或修行高人，我们有具慧眼的辨识能力而愿意谦卑学习吗？同样地，面对大智若愚的人，用鄙视或有色眼光对待，亦是另一种无知。帕坦伽利的《瑜伽经》（2.3—2.5）中说："无知、自我中心、执着、憎恨和贪生，是五大障碍。'无知'是其他四项障碍的温床，不论它们是潜伏地、薄弱地、中断地或持续地阻碍着你。无知会将短暂视为永恒、不净当作纯净、痛苦当作快乐、假我视为真我。"印度近代公认的伟大哲学家奥罗明多（Sri Aurobindo, 1872—1950）晚年沉浸于瑜伽修行，曾说："灵魂被吸引至地狱深渊，是因它渴望无知之冒险旅程。"

换句话说，无知是造成生活痛苦的来源，亦是阻碍个体回归灵性真我的最大绊脚石。

圣哲 *Rishi*

毗湿瓦密特拉式
Vishvamitrasana

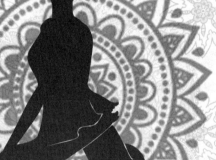

巴拉德瓦伽式
Bharadvajasana

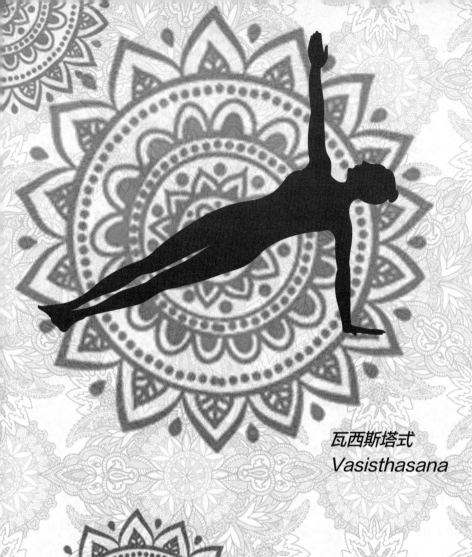

瓦西斯塔式
Vasisthasana

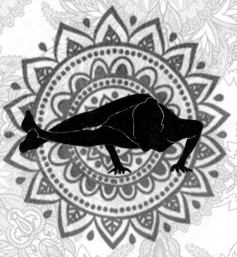

阿斯塔瓦卡式
Ashtavakrasana

20
毗湿瓦密特拉式
Vishvamitrasana

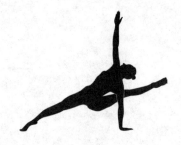

在古印度的种姓制度中，祭司贵族"婆罗门"（brahmana）在社会中的地位是最高的，其次是军政贵族"刹帝力"（Kshatriya），包括国王以下的各级官吏，掌握着神权以外的一切国家权力。而"毗湿瓦密特拉"（Vishvamitra）并非婆罗门种姓出身，而是属于刹帝力种姓的国王，名叫"卡悟西卡"（Kaushika）。

卡悟西卡继承了父亲卡地（Kadhi）的王国，统治得很好，深受人民的爱戴。在一次巡视中，他和军队来到圣人"瓦西斯塔"（Vasistha，见"22瓦西斯塔式"）的修道院拜访。他一抵达，就被当地的宁静与和平气氛所吸引。耳边充斥着吠陀圣歌，众多圣贤沉醉在各种仪式和苦行中。圣人瓦西斯塔盛情留他们用餐。

卡悟西卡一边吃，一边感到惊讶，没想到圣人瓦西斯塔生活在这么偏僻的地方，竟然能够供应足够的食物给这一大群人。

圣人瓦西斯塔说："国王啊！宴会上的食物，是由我的小牛南迪尼（Nandini）所提供的。南迪尼是天神因陀罗的母牛'卡玛汗奴'的女儿，能为我提供所需要的一切。"

卡悟西卡听了之后，心想，如果能拥有这头牛，就不必再为了准备庞大军队的食物而伤脑筋了！所以，他对圣人瓦西斯塔表示，他想要南迪尼。

圣人瓦西斯塔有礼貌但坚定地拒绝了他，完全没有对卡悟西卡所提出的财富交换而感到心动，毕竟这一头牛可以轻松地提供世界上所有的财富。

卡悟西卡被拒绝后，感到非常生气，便用刺耳的言语侮辱圣人瓦西斯塔，并下令让士兵们抓住小牛南迪尼，将它带回自己的王国。

圣人瓦西斯塔运用瑜伽的力量，带来一支勇猛的战队，国王卡悟西卡的军队根本无法匹敌。不仅如此，就连卡悟西卡从天神那里借来的各种法器也没有用。卡悟西卡被抓起来带到了瓦西斯塔的面前。然而，瓦西斯塔展现了他的气度，不但没有生气，还赦免了卡悟西卡并请他离开。

这个事件让国王卡悟西卡深刻体认到刹帝力的力量远远不及婆罗门，为了提升自己的种姓阶级，他决定舍弃所有荣华富贵和国王头衔，开始严厉的苦行，希望自己能成为比瓦西斯塔更伟大的圣人，并升为婆罗门种姓。

苦行后的他，被称为"毗湿瓦密特拉"。然而，他还是非常容易暴怒，一发起脾气就会诅咒他人，因此人们对他总是敬而远之。而这些发怒的行为都会削弱他的瑜伽修行，因此他又需要更多的苦行来弥补。

毗湿瓦密特拉的苦行使众天神大为震惊，纷纷担心他苦行后的能力会变得过于强大，所以因陀罗派仙女"弥那迦"（Menaka）前来诱惑毗湿瓦密特拉，好让他忘记苦行。毗湿瓦密特拉在初期的确受到迷惑，但不久即识破因陀罗的计谋，将弥那迦赶走，回到山里继续严格的苦行长达千年之久。

因陀罗得知毗湿瓦密特拉的苦行不但没有停止，甚至还变本加厉，于是又派了另一位仙女"兰跋"（Rambha）去诱惑毗湿瓦密特拉。毗湿瓦密特拉已有前车之鉴，不再为美女所动，甚至运用诅咒将兰跋变成了岩石。

毗湿瓦密特拉持续地在喜马拉雅山中认真地苦行，不断练习瑜伽冥想及呼吸法，长达多年的时间都一动也不动地坐着，并专注于眉心之间。他所修炼的瑜伽力量是如此强烈，以至于惊动了梵天。

梵天现身在毗湿瓦密特拉面前，告诉他，他已经获得了最伟大的瑜伽力量，但要成为梵仙（Brahmarishi，婆罗门种姓中最高阶圣人的称号），必须要得到圣人瓦西斯塔的祝福。

然而，毗湿瓦密特拉非常忌妒圣人瓦西斯塔，根本无法容忍自己竟然要接受瓦西斯塔的祝福。他想，只要瓦西斯塔还活着，自己就永远无法成为梵仙，必须要杀了他才行。于是，毗湿瓦密特拉找了一块大石头，在半夜来到瓦西斯塔的住所。他知道瓦西斯塔都会在清晨时到河边冥想，计划要在那时将大石头砸到瓦西斯塔的头上。

毗湿瓦密特拉站在圣人瓦西斯塔的家门旁，听到瓦西斯塔对妻子阿兰达蒂（Arundhati）说："毗湿瓦密特拉是一个伟大的人，他快要达到梵仙的地位了，但必须要我亲自去祝福他。"阿兰达蒂问："你会祝福他吗？"瓦西斯塔说："当然会！"

听到这段对话后，毗湿瓦密特拉感到非常羞愧，立刻冲进去向圣人瓦西斯塔顶礼膜拜。

圣人瓦西斯塔说："你现在是梵仙了，因为你已经陆续征服了愤怒、欲望、贪婪、执着及傲慢，而你最后战胜的就是忌妒。"接着，瓦西斯塔轻触毗湿瓦密特拉的眉心，开启他的第三只眼，使其看到整个宇宙被创造的过程，而神圣的嘎雅翠咒语（Gayatri Mantra）也在此时向毗湿瓦密特拉显示。

Om Bhur Bhuvah Svah

Tat Savitur Varenyam

Bhargo Devasya Dhimahi

Dhiyo Yo Nah Prachodayat

嗡！创造宇宙的至上。

令人崇敬的最高至上。

让我们冥想您灿烂源头的神圣光辉。

愿您启发我们的智慧，让自我觉醒，

并引导我们走向解脱，与您合一。

○ 瑜伽垫内的体会

毗湿瓦密特拉式是一个深具挑战性的动作，需要极度柔软的髋关节，还需要很有力的手臂、腿部和腹部核心的力量。有些手脚向外伸展的动作，其实需要很强的腹部内收力量。

当你想要完成某种姿势之前，核心与基础都要稳定，各部位肌肉的协调性也很重要，有些人手没力、有些人脚没力、有些人肚子没力，当然还有一些人全部都没力，所以得要花一段时间锻炼才能做得够好。而且，有时候今天做得到，明天不一定能做到。因为每天的身体状况会受到睡眠、饮食，甚至情绪的影响而不同。所以，要确实掌控毗湿瓦密特拉式，必须花更多的时间与精力去练习。

有些人或许天生就具备柔软度，但是肌力都得要靠后天的练习。有一些体位法的姿势真不是一般人可以做到的，所以很多人都会疑惑：为什么要在瑜伽垫里把身体拗来拗去，让自己这么痛苦？其实，这是净化身心的必要过程。如同我们手洗衣服时，要挤压、翻来翻去，然后扭转、烘干、烫平，这样才能洗净衣服上的污垢。所以，很多印度瑜伽修行者都会借由苦行以去除身心的不纯净。

正如同毗湿瓦密特拉想要打破种姓制度，从刹帝力的军政贵族阶级到婆罗门的祭司贵族阶级，谈何容易？所以，毗湿瓦密特拉需要修炼很大的苦行才行。这也是为什么毗湿瓦密特拉式比瓦西斯塔式困难很多的原因。下次当我们要进入这个困难的动作时，想想毗湿瓦密特拉的努力、毅力与决心，也许就能够做得更好。不要忌妒别人能做而我们做不来的。放下所有的情绪，平静地面对属于你自己的垫内练习。也许我们需要的是更多时间。

○ 瑜伽垫外的哲思

我们通常都不满足于自己所拥有的，如同毗湿瓦密特拉在当国王时，即使已经拥有很多的财富，还是想要那些得不到的东西。我们从小到大是不是也这样？小时候想要玩具，读书时想要考第一名，上班时想要高薪或爬上最高的职位，在当了父母之后又把自己的欲望投射到小孩身上，诸如此类的事不断上演。身为人类，我们本来就会有欲望，但是欲望有好有坏，而我们大部分的欲望都是为了自己，很少是为了帮助他人。物质的欲望永远不会有满足的一天，就算被满足了，也会因为担心失去而感到痛苦。

《瑜伽经》（2.37）提及"不贪婪"（Aparigraha），表示当我们能够不沉迷于维持生命基本所需以外的享乐时，就不会被物质欲望所控制。同时，我们也要"知足"（Samtosha）。当我们能够不贪婪，并且对于所拥有的感到满足，就会如《瑜伽经》（2.42）所说："知足，即可获得最大的喜悦。"也就是俗语说的"知足常乐"。

除了欲望本身有好、坏之外，满足欲望也有不一样的方式，如同读书时想得第一名，好的方式是凭借努力，坏的方式也许是作弊。但是世间的道理总是这样，善有善报，恶有恶报！如同卡悟西卡想要母牛，圣人瓦西斯塔不给，他就派人抢夺，最后不但得不到，还被打得落花流水。

笔者静娴的印度上师曾说，并不是我们刻板印象中躺在钉床上或是怎样严苛的修行，才叫作"苦行"（Tapas）。如果你为了要健康，决定一个月少喝甜饮，这就是苦行。苦行是为了身心的净化。控制身体和感官的能力来自接受痛苦，所以连天神因陀罗都害怕毗湿瓦密特拉在实践苦行之后所得到的能力。不过，毗湿瓦密特拉在不断进步的旅程中，也有着生命的磨炼和错误，心念或脾气总是最难以控制的，但是保持正念并坚持下去，会引导我们走向成功。这也如同在《薄伽梵歌》（6.34—6.35）中，阿周那告诉奎师那说："心念如此的躁动不安、混乱且强大，如风一般难以驾驭。"奎师那向阿周那保证说："只要你以不执着的心持续地修炼，必将能驾驭它。"刚开始，我们的习性会阻挠自己在灵性上的进步，但是慢慢练习、保持觉察，还是能够继续前进。虽然瑜伽之路的修行不容易，却是非常值得的。

文中提到的"嘎雅翠咒语"（Gayatri Mantra），出自《梨俱吠陀》（Rigveda,III 62.10）。嘎雅翠咒语被称为"吠陀之母"，练习瑜伽的人应该都朗朗上口，在《薄伽梵歌》第十章中，奎师那自喻为《吠陀经》（Vedas）中的嘎雅翠咒语，足见它的重要性。据说以虔诚心来唱颂此咒语，能去除疾病、避开苦恼，并可心想事成。

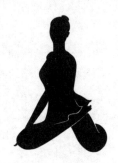

21

巴拉德瓦伽式
Bharadvajasana

巴拉德瓦伽（Bharadvaja）是印度著名的七位圣人之一。[1]他也是《薄伽梵歌》里般度五子的军事老师—— 朵那（Drona）的父亲。

没有人像巴拉德瓦伽这样终生苦读着博大精深的印度古老经典《吠陀经》。除了为贴近至上之神的智慧外，巴拉德瓦伽或受极强烈的求知欲驱使，或在宿命的牵引下，经历了累世的《吠陀经》学习。到他的第三世时，几乎所有人都知道有一位隐居者终日苦读《吠陀经》，但没有人见过他，因为他夜以继日地在苦读。即使已在床榻上等待死亡那一刻的到来前，他口中依旧不断重复念着《吠陀经》的经文。此时，湿婆竟出现在他床边！

巴拉德瓦伽不可置信地瞪大眼睛，心里想着，因为自己如此这般

---

① 依据《广林奥义书》（2.2.6）所列的古印度七大圣人，有阿缇伊（Atri）、巴拉德瓦伽、高塔摩（Gautama）、贾摩达格尼（Jamadagni）、卡斯亚帕（Kashyapa）、瓦西斯塔、毗湿瓦密特拉。后来延伸成七仙人，在印度占星术中成为北斗七星的象征。

的苦读与虔诚，敬爱的神终于听到了。巴拉德瓦伽以为自己终于可以从生死轮回中得到解脱了，但他却从湿婆口中听到令人难以置信的一番话。

"巴拉德瓦伽，你在做什么？"湿婆用很失望的语气问。

"我敬爱的神啊，我快死了呀！您不是听到我的祈求，要来接引我的吗？"

"不，我不是来带你走的，而是要让你明白此生累积这些殊胜知识的真正道理。"

"我不了解您在说什么，我毕生所学不就是为了理解真理，并更接近您吗？"

"问题是你所学的，不过是如此……"

湿婆到门外抓起一把沙，放在掌心上，走回巴拉德瓦伽床边的窗户旁，说："这是你第一世所学的。"湿婆又出去再抓起第二把沙，回来说："这是你第二世所学的。"最后，湿婆再度抓起第三把沙，说："这是你第三世所学的。"

然后，湿婆一手搭在巴拉德瓦伽的肩上，另一手高举并指着窗户外的一座山丘，用关爱的口气说："你下如此大的苦心钻研《吠陀经》，已是顶尖学者，无人能媲美你的聪明才智。但是，你所学的知识，就如同这堆沙之于山丘这么一点点而已！这几世来，你的学习让你变得怎么样？看看独居的你，不但没有因为所学而呈现出一点点法喜，也没有将此殊胜知识宣扬出去给任何一个人。你即便饱读经书却不理解其真正的意义，因为你从来没想过要将此智慧、恩典与法喜分享给众生！"

"唯有借由分享所学的智识，才能真实用于生活，并展现内在的真我！如果你的累世所学并无得到实际印证，那么这些学习又有什么意义呢？"

"因此，亲爱的巴拉德瓦伽，我决定再给你一次机会，你将能再重生一次，并让所学更贴近于我要传达的真理。如果你做到了，我答应你，这会是你最后一次的轮回！"巴拉德瓦伽闻毕，安详地辞世了。

巴拉德瓦伽带着累世因果来到新的一世，不只是学习，也开始了教学生涯，毕生致力于分享及散播《吠陀经》教义与喜悦，并启蒙培育了多位有志同行的求知者、求道者，他的知识及慈爱，让他成为一名声名远播的贤师。在他临终前，众多学生依依不舍地终日陪伴着他，还有许多不远千里而来，只为送老师最后一程的学生。

湿婆再次来到他的床榻前致敬，说："亲爱的巴拉德瓦伽，你终于完成你的人生功课。瞧！多少灵魂因你的恩典与奉献，灵性得以启发。如今你已达成我赋予的使命，为了实现我的承诺，我将协助你跳脱所有的轮回。"

巴拉德瓦伽眼眶泛着极大感恩的喜悦泪水，说："我敬爱的神啊！再也没有任何其他事物能如您的恩泽般盈满我的心中。但我必须不敬地婉谢您。您看，我现在终于了解，最能接近伟大的您的形式，就是借由分享神圣《吠陀经》的智慧与喜悦给予众生。能与这些伟大智慧相处在一起的恩典，已大于我所能去的任何一处所谓的天堂了。"

这时，轮到湿婆眼中闪着为之骄傲的泪光，静静地离开。带着满腔法喜的巴拉德瓦伽随后离世，灵魂再度投胎后，带着相同使命，成为世代中的圣贤智者，依旧传法。

○ 瑜伽垫内的体会

有一说是，此臀部侧坐姿是巴拉德瓦伽的习惯坐姿。这也让笔者想起，泰国出家和尚在诵经时，也是采用雷同的坐姿。

巴拉德瓦伽式是一个坐姿扭转的姿势，一脚是外旋的单盘莲花坐姿，一脚是内旋的英雄式坐姿，上半身是脊椎的扭转。扭转对于脏腑具有按摩的效果，是一种排毒的姿势。

通常我们是以身体前侧面向太阳，所以印度称身体的前侧为"purva"，是"东边"的意思；而身体的后侧，印度称为"paschima"，意思是"西边"，因阳光照不到而呈现黑暗，代表着我们的潜意识及黑暗面，因此身体扭转的姿势也可以暗喻为"为黑暗带来光明"。

当你吸气把脊椎拉得更长时，再度吐气收缩腹部，即可增加扭转的幅度。通过有意识的呼吸，可以稳定并加深动作。扭转能为你带来不同的角度和视野，当你换个角度，也许能有更多的同理心，或是为你带来更多有关人生的深度思考。

在瑜伽的修行中，遇到种种的障碍、考验和磨难时，借着一位灵性上师古鲁（Guru）的帮助，可以从黑暗来到光明。Guru由"gu"和"ru"组成，"gu"指黑暗，"ru"指光明，而排除无知与黑暗，为我们带来光明的人，即是"guru"。悟道的上师或古鲁都称为"Guru Deva"，"deva"指光明的存在。

○ 瑜伽垫外的哲思

"轮回"（Samsara）和"重生"（Punarjanma）之概念，并非只是少数古老部落文明的专属品，举凡佛教、印度教、耆那教和锡克教等教义中亦可见。印度哲学中，早期的奥义书里虽有着墨，但具体论述不多。

伴随着轮回概念的是"因果业力说"，人们想要从中寻找解脱之道，因而形成印度传统灵性探索上极重要的核心思想，包括瑜伽。

笔者在看这个故事时，思绪曾不自觉地飘忽于天外，仿佛自己就是躺在床上奄奄一息的主角之内在……终其一生研读此经典，意欲理解神性智慧，并完全臣服于伟大的湿婆，经过累世的苦读，临终前好不容易盼到神的示现，却被责难……毕竟人之为人，人性中的苦痛、心酸、委屈、不解，全涌上心头。所幸神之为神，神性的慈悲与开示，能让一个人终得解脱开悟，并弘法于人间，何其殊胜。

帕坦伽利《瑜伽经》所提的八支功法之第二点是"精进"（Niyama），其中需实践的一项即是研读经文（Svadhyaya）。古老瑜伽中，有一派称"知识瑜伽"（Jnana Yoga），"jnana"一词是知识或智慧之意。借由经文的智慧箴言，进行思辨、了悟，并实践神性真理，即可得无上智慧，亦可助人解脱。《薄伽梵歌》（4.36）中说："即使你是所有罪人中的罪大恶极者，一旦登上超然知识之船，也能带你渡过痛苦的海洋。"故事主角亦体现了"精进"要实践的另一点："安住、专注于至上（Isvara Pranidhana）"。原文的"Isvara"在此并非特指哪个神，而是属于形而上概念的至上意识。

这世间的美好真谛之一即是分享。分享生活种种，分享个人所拥

有的物质，分享关怀与爱，分享所学所知，分享生命经验等。如同
湿婆所言："唯有借由分享所学之知识，并确实运用于生活，才能展
现内在的真我！"这里提及的知识是灵性知识、神性智慧。借由此故
事，也能提醒我们，瑜伽练习除了体位法外，尚有许多博大精深的
瑜伽哲理经典和灵性知识，值得学习和分享，并将之实用及印证于
日常生活中，细细品味，慢慢深思，甚至分享这样的瑜伽精神食粮
给有缘人。

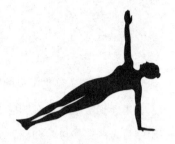

22
瓦西斯塔式
Vasisthasana

　　瓦西斯塔是印度七位圣人之一，曾因运用高深谋略，成功镇压国王卡悟西卡的军队而一举成名（参见"20毗湿瓦密特拉式"），也是知名罗摩王子在青少年时期的启蒙恩师。

　　少年时期的罗摩王子具有正直本性与求道天性，所以经常四处旅行，游走各地体验世俗生活。其父亲"达夏拉塔"（Dasharatha）国王察觉到，罗摩王子似乎对自己所处的身份地位逐渐消极且不热衷，这令他感到忧心。于是，国王力邀精通《吠陀经》且德高望重的圣人瓦西斯塔来担任罗摩的指导老师，并把罗摩不寻常的行为与想法告诉了瓦西斯塔。瓦西斯塔听了之后反而暗生欢喜，因为他心里有数，这是罗摩即将走向灵性探索道路的前兆。

　　对世间事抱持悲观沉重态度的罗摩王子，对于这位老师能否让他拾回对生活的热爱，秉持着非常怀疑的态度。圣人瓦西斯塔向罗摩解释他的看法，说罗摩会对红尘世事抱持悲观态度，是因为内在早已走上灵性觉醒的道路，只是尚未心生洞见罢了。他认为罗摩只需要再多一些指引与时间。

即使已步上灵性追求之道，仍需肩负世俗生活之责任义务的罗摩王子，何尝不是代表着现代人求道的实际状况？在瓦西斯塔的教诲中，阐述了"Jivanmukta"，即"行走在红尘世俗中的解脱者"之概念。个体在物质世界中生活，仍需如实经验家庭生活才能表现工作态度和对日常生活的活力，不论身处何种外在形式，内心时刻保持纯然自由或解脱之状态。一旦常处于自由解脱之内在，人将不再只是局限于人性里，而是处在神性中……

○ 瑜伽垫内的体会

在笔者十几年的瑜伽教学生涯中，不时会听到学员的心声，提到他们在换了不同的瑜伽课和老师后，或练了体位法几年后，内在兴起一种莫名的想法："为何只练体位法，好像有种说不出的欠缺与不足……""瑜伽仅是如此吗？"或是开始涉猎瑜伽经典后，感到对生命的巨大疑惑……

学然后知不足，教然后知困，才是正确的！

若明白真正的瑜伽学习是要协助我们转入内在探索，与朝向生命本质的理解及了悟，那么您已如同罗摩王子一样进入了灵性觉醒之道。

在这个过程中，我们自然会想要寻觅上师、精神导师或进修课程，以得到更多的答案。如同《哈达瑜伽之光》（4.9）所言："若没有完美上师的恩慈，要放弃感官的享乐，要见到真谛，要达到本我之境，是非常困难的。"因此，当我们有缘找到了好老师或指导者的支持、鼓励和引导，在求知、求道的崎岖路上，实属难得。就如同要完成此体位法的动作并不难，难的是单手臂支撑的停留过程。因此，若您已遇到好的瑜伽老师或上师，给予您许多支持力量，请一定要好好珍惜与感恩。

○ 瑜伽垫外的哲思

蚁垤智者（Sage Valmiki）编纂了两位师生的灵性智能与教诲之对话，形成了古老的瑜伽经典《瓦西斯塔瑜伽》（Yoga Vasishta）和同名派别（另有一说真正作者已不可考）。此经典包含六部书，第一部陈述罗摩对生命本质的理解与感知人生苦海的挫折，还有对物质生活的鄙视。第二部则通过罗摩的人格特质，谈论求解脱与寻求解脱者的本质。第三、四部则主张解脱之道需借由灵性生活，努力探索灵性真我，并深究宇宙观和形而上学。第五部是讨论静坐冥想及其力量可帮助个体得到解脱。第六部则是叙述获得开悟的罗摩之状态。这六部经典中的瑜伽知识，被视为可解答所有人在灵性探索上的困惑问题，提升人类心智并帮助人走向解脱一途。两人的对话围绕着"不二论吠檀多"（Advaita Vedanta），并探讨着外在物质世界之幻相本质和非二元性论述。

《湿婆本集》（1.35）中说："在许多装满水的杯子中，会看到阳光的不同反射，但本质均是相同的。"书中（1.37—1.38）又说："由于幻象之故，而将一条绳索误认为一条蛇，或将珍珠贝壳误认为是银饰，犹如个体认知的宇宙加诸至上本体宇宙上一般。一旦获得绳索的知识后，就不会存留蛇的错误认知。因此，在拥有灵性知识之后，个体宇宙的幻觉即会消失。"个体感官认知的物质世界，常被自身头脑的辨识给限制，以至于感官认知的世界着重于表象、外相、皮相等，加上人时时刻刻的起心动念，与物质不间断地质变或变质的状态相互作用，而形成"将幻相当成实相"的方式在看待生命，并因无知而容易导致心灵的空虚与空洞。瑜伽的灵性知识传承之珍贵处，即在于协助个体从幻相解脱，朝向真理究竟之路。

Om Asato Ma Sad Gamaya

Tamaso Ma Jyotir Gamaya

Mrityorma Amritam Gamaya

Om Shantih Shantih Shantih

嗡！让我们从虚幻走向实相，

让我们从黑暗走向光明，

让我们从死亡走向永生。

嗡！和平、和平、和平。

—— 《广林奥义书》（*Brihadaranyaka Upanishad*,1.3.28）

23
阿斯塔瓦卡式
Ashtavakrasana

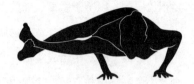

　　几千年前，有一名伟大的灵性上师，名为"阿斯塔瓦卡"（Ashtavakra），他是这世界上最伟大的圣贤之一，对当时的灵性提升造成很大的影响。"ashta"是八的意思，"vakra"是弯曲或变形的意思，"阿斯塔瓦卡"是指一个人的身体有八个地方是畸形的，而这却是来自他父亲的诅咒。

　　阿斯塔瓦卡的父亲卡候拉（Kahola），是一位著名的学者和圣人。当他在对学生讲述经典时，阿斯塔瓦卡的母亲也会陪伴在旁，所以阿斯塔瓦卡在母亲的子宫里时，就接收到这些知识。有一天，卡候拉在教授吠陀经典时，犯了一个发音上的错误。阿斯塔瓦卡，这个未出生的孩子，在母亲的子宫里哈哈大笑。卡候拉因而脾气失控，并诅咒这个孩子天生身体会有八个地方是畸形的。所以，阿斯塔瓦卡出生时，他的双脚、双手、双膝、胸部和颈部都是弯曲的。

在阿斯塔瓦卡年轻时，曾陪同父亲卡候拉参加一场由国王贾纳卡（参见"16号式"）举办的辩论。

国王贾纳卡是一位真理的追求者。在遇到阿斯塔瓦卡之前，贾纳卡因为渴望获得解脱的欲望是如此强烈，便邀请了所有具灵性及道德价值的学者和圣人，聚集在他的宫廷里辩论。他欢迎他们，善待他们，给他们所需要的，因为他希望自己在某种程度上能得到启发。

每一天，国王贾纳卡都尽快完成他的世俗职责，这样他才能花时间与这些人进行辩论和讨论，从而走上解脱的道路。不同的学者分别掌握了不同灵性经典的知识，他们坐在一起，展开这些伟大的知识辩论，这样经过了几天、几周和几个月。那时候，他们习惯马拉松式的辩论，且获胜者通常会得到丰厚的奖励，如大量财富或高官职位。虽然参与辩论的这些人不是普通人，却没有人能让贾纳卡开悟。

后来，卡候拉应邀参加这样的辩论，阿斯塔瓦卡也一起去。当这些最优秀的学者正在辩论各种智慧问题、讨论许多错综复杂的经文时，阿斯塔瓦卡却站起来说："这些都是空谈。没有人知道'真我'（Atma）。大家都在谈论它，却没有一个人了解它，包括我的父亲，对真我都一无所知。"

国王贾纳卡看看阿斯塔瓦卡，一个身体扭曲成这样的年轻小子竟然说这种话，便说："你能够证明你所说的吗？否则你连那残疾的身体都会失去。"

阿斯塔瓦卡回答："是的！我可以。"

"那你可以教导我什么？"贾纳卡问。

阿斯塔瓦卡说："假如你想要知道，必须愿意完全遵照我的话，这样我就可以教导你。"

贾纳卡欣赏这直率的态度，便说："是的！你所说的，我都会做到。我不是随便说说。我真的会这样做。"

阿斯塔瓦卡说："我住在森林里。你到那里去，到时就会知道我们要做什么。"接着就离开了。

◉

几天后，国王贾纳卡和他的随从及士兵，一起到森林里找阿斯塔瓦卡。

当他们走进森林后，雾气越来越浓。几个小时后，国王贾纳卡与其他人走散了。然而，就在这时，他突然看到阿斯塔瓦卡坐在一棵树下。

国王贾纳卡一看到阿斯塔瓦卡，便立刻要从马上下来。当他一脚踩在马镫上，另一条腿悬在半空中时，阿斯塔瓦卡说："停在那儿！"

于是，国王贾纳卡停在这个绝对不舒服的位置上——一脚在马镫上，另一条腿悬空。有人说他停留了很久，也有人说只是一会儿。不过，时间长短并不重要，重点是贾纳卡停留在这样的动作，然后就开悟了……

国王贾纳卡跪拜在阿斯塔瓦卡面前，问："我的王国与宫殿该怎么办？这些东西对我再也不重要。我只想坐在你的脚下。请让我与你一起待在森林的道场里。"

但阿斯塔瓦卡回答："现在，你已经知道你的生活无关你的喜恶。你的生活没有任何需求，因为实际上你本来什么也没有。但你的人民值得一位开悟的国王。你必须留下来做他们的国王。"

国王贾纳卡虽然不情愿，但仍回去他的宫殿，以大智慧治理王国。

· · ·

在印度，许多圣贤和圣徒都曾经是国王或贵族，却自愿放弃一切去追寻真理。像是释迦牟尼、耆那教大雄（Mahavira）、巴霍巴利（Bahubali），而贾纳卡是开悟者之一。

国王贾纳卡只要有时间，就会去拜访阿斯塔瓦卡的道场。道场里，聚集了一些由阿斯塔瓦卡所教导的僧侣。然而，这些僧侣渐渐地开始讨厌贾纳卡，因为每当他来了，阿斯塔瓦卡就会马上放下手边的事情，并花很多时间在国王身上。

僧侣忌妒他们之间融洽的良好关系，于是开始耳语："为什么我们的上师要花这么多时间给这个人？这个人是国王，他住在宫殿里，有很多妻子和孩子，有这么多的财富。看看他走路的样子，他走路像个国王，再看看他的衣服，看看他戴的饰品。他的灵性呢？我们的上师应该关注这个人吗？我们来到这里当僧侣，为了灵性而努力，但他却忽略了我们。"

阿斯塔瓦卡知道这种感觉在他的僧侣之间滋长，于是做了一个安排。

有一天，当阿斯塔瓦卡坐在大厅里和僧侣说话，而国王贾纳卡也在场时，一名士兵闯了进来。他先向贾纳卡鞠躬而不是阿斯塔瓦卡，并着急地说："国王！宫殿着火了！所有东西都烧起来了。整个王国处于一片混乱。"

国王贾纳卡起身，对士兵大吼："滚出去！你怎么敢来打扰这个讨论真理的时刻？你怎么会先对我低头，而不是对我的上师？离开这里！"

这名士兵逃出大厅，而国王贾纳卡坐了下来，继续听阿斯塔瓦卡说话。

几天后，阿斯塔瓦卡又设计了其他事情。

当所有人坐在大厅里听阿斯塔瓦卡开示时，道场的帮手跑进大厅说："猴子把僧侣们正在晾晒的衣服都拿走了，并不断地用脚践踏，衣服都被弄乱、弄脏了！"

所有僧侣都担心衣服会被猴子弄坏，立即起身跑去抢救衣服。但当他们到达晒衣服的地方时，所有衣服都还挂在晾衣绳上，而且没有半只猴子。

这时，他们意识到这是怎么一回事，便低着头走回去。

阿斯塔瓦卡说："看！这个人是国王。几天前，他的宫殿烧了起来。他的王国、所有的财富一直在燃烧，但他关心的是士兵打扰到讨论真理的时刻，这是他在意的地方。你们是僧侣，你们什么也没有，没有一座宫殿，没有妻子，没有孩子，什么都没有。但是，当有人说猴子拿走你们的衣服，你们就跑了。大多数人不会穿你们的衣服，甚至不会拿你们的衣服去做拖把布。那些衣服只有你们穿。但为了那几块布，却没有人注意到我在说什么。你们刚才跑出去，是为了那些不值钱的几块布。你们不执着吗？贾纳卡才是真正懂得放下的人。他是一个国王，但他才是懂得断舍离的出家人。你们是僧侣，用别人不会要的东西，却舍不得放下它。"

○ 瑜伽垫内的体会

有些瑜伽的姿势看起来很简单，做起来很难，有一些则相反，看起来很难，做起来其实不会太难。阿斯塔瓦卡式看起来似乎非常困难，但实际上，如果你知道技巧，一个步骤、一个步骤地进入动作，它其实是个简单的手平衡动作练习，当然它也需要强壮的腹部肌肉。

虽然有些体位法的设计，是为了让我们在动作上努力，但是阿斯塔瓦卡式是在教导我们要少努力一点。因为这个姿势需要多一些的知识，也就是要知道如何循序渐进地进入动作。这不是一个要跟它奋战的姿势，而是要感觉一种自由感。

我们常常觉得身体的限制会影响我们的动作，或是羡慕别人身体上的优势，譬如手长、脚长、身体纤细等等，从而能够完成某些动作。或者在练习时，我们对自己不满意，也对别人做得比我们更好而产生忌妒。我们似乎都忘记了练习瑜伽的初衷是什么。

其实每个人都是独一无二的，都应该尊重自己与他人身体上的极限。每个人生来就有不同的特质。如果瑜伽的练习有一个目的地，为了抵达这个目的地，每个人应该各有自己的节奏和方法。就好像我们要旅行到高雄，有人骑脚踏车，有人骑机车或开车，沿途能放松心情、欣赏风景，才是旅行的目的吧。瑜伽的练习也应该是这样，经验你的练习过程，不被看起来困难的动作给吓倒，也不因为自己能轻松掌握几个动作，就增长骄傲或我执。保持对练习中所有过程的觉察，没有批判，只是专注地学习。

阿斯塔瓦卡式并不需要很柔软或强壮的身体，但需要心的延展力量，让身体能顺势提起来。柔软度测量的不仅是肌肉的伸展度，还有你接受挑战的意愿。最重要也最需要延展的肌肉，其实是我们的心。

○ 瑜伽垫外的哲思

诚如阿斯塔瓦卡的故事，父亲因孩子的批评而生起傲慢与嗔恨心，我们是不是无法被年纪较轻、涉世未深、你看不起、位阶较低，甚至是身体有残缺的人批评或建议？这说明了人们倾向通过外在表象来判断人事物，而不是其真正的实质内容。

就如同用肉眼观察月亮，从初一至十五，月亮的形状一直在变化着，但其真相本体是不变的。当人的社会价值观是看外在的物质条件时，如金钱、外表、学历、地位等，个体便容易起分别心而障蔽了事情的真相，无法明辨有可能造成苦与烦恼的来源为何。阿斯塔瓦卡和弟子贾纳卡的对话，形成瑜伽的另一部重要经典《阿斯塔瓦卡本集》[*Ashtavakra Samhita*，亦称《阿斯塔瓦卡歌》（*Ashtavakra Gita*）]，书中（8.1—8.4）阿斯塔瓦卡说："当你心中有任何些许的欲求或悲伤、舍或得、高兴或生气时，这就是束缚。当你心中没有欲求，也没有悲伤，没有舍，也没有得，没有高兴，也没有生气时，这就是解脱（Mukti）。当心灵执着于任何感官的觉受时，就是束缚；当心灵不执着于所有感官的觉受时，就是究竟解脱（Moksa）。当'我'不存在时，此即究竟解脱；当'我'存在时，此即束缚。以此观之，将可轻易远离任何舍弃和获得。"

故事中的另一种批判来自僧侣。瑜伽的练习与修行，不是向外观察别人在做什么，或是做得如何，而是回归自己的内在。一个人内在的探索和进步，与他在外面的世界做什么，可以没有直接关联，反之亦然，如同故事中的僧侣与国王。最重要的是，他的内在是什么状态或境界。任何你因外在生活所做的，都只是社交行为，只是让你自己在生存的情况下感到适宜，符合某种社会意义，但不具灵性意义。你如何安住在内在，才是最重要的。正如同在这个故事里，阿斯塔瓦卡不因畸形的肢体而受到外在世界的眼光影响，进而禁锢了他灵性的卓越成就。《阿斯塔瓦卡本集》（1.4）中，阿斯塔瓦卡说："只要你能安住在觉性意识中，明白自性有别于躯体，当下即是喜乐、和平、免于束缚。"

婆罗多族 *Bharata*

毗湿摩式
Bhishmasana

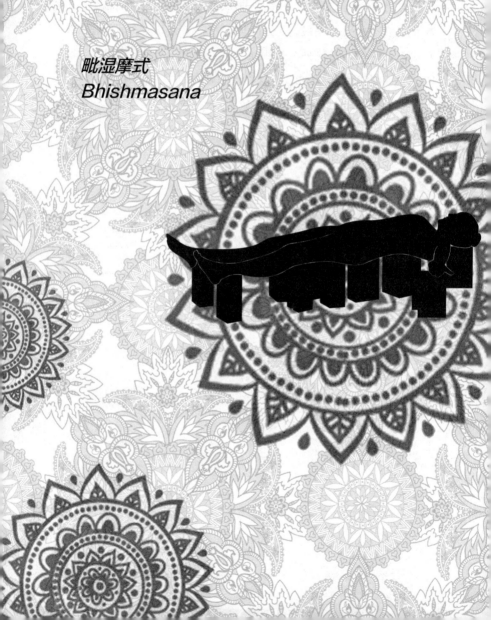

鹤式
Bakasana

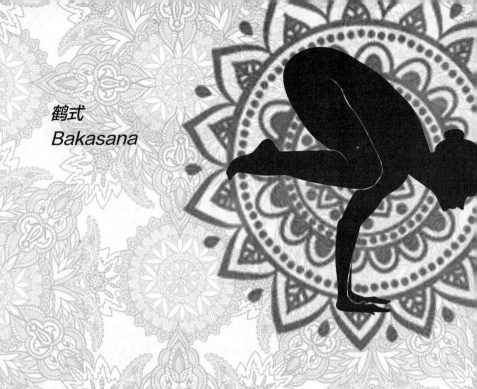

拉弓射箭式
Akarna Dhanurasana

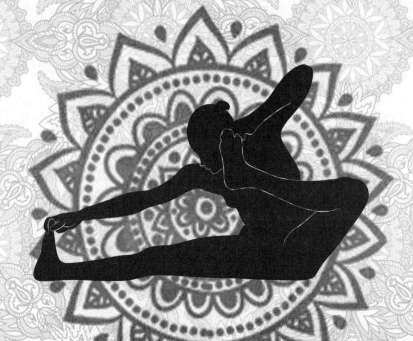

24
毗湿摩式
Bhishmasana

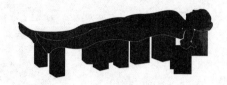

毗湿摩（Bhishma）意指"立下重誓的人"，原名为"帖瓦罗斯"（Devarath），是印度史诗《摩诃婆罗多》中的人物。

其实，毗湿摩原本是一位名叫"特尤斯"（Dyaus）的天神。有一天，特尤斯和七位兄弟带着他们的妻子下凡来到人间游玩。其中一位妻子见到一头母牛带着小牛在草地上悠闲地吃草，被皮毛闪亮如丝的母牛给深深吸引，而想占为己有。不过，她的丈夫知道这是圣人瓦西斯塔的母牛（参见"22瓦西斯塔式"），便劝她打消这个念头，但她丝毫不理会，最后通过其他兄弟的帮助，偷走了母牛。

圣人瓦西斯塔发现他的母牛不见了，运用神力掐指一算，就知道是谁偷走了母牛。他诅咒这八位天神都将落到凡间过着痛苦的生活。这八位天神知道瓦西斯塔拥有高强的神力，其诅咒将会成真，便先去请求恒河女神的协助，然后将母牛归还给瓦西斯塔，请求他的原谅。

然而，圣人瓦西斯塔无法收回诅咒，只能将诅咒减轻为"他们一转世到人间就会立刻死亡"，灵魂即可回到天上。不过，由于特尤斯是偷牛的主谋，必须留在人间受苦。

美丽的恒河女神为此而下凡与桑塔努王（King Santanu）结婚，并与桑塔努王约法三章：不可以探问她的来历，也不可以干涉她的行为，否则她将永远离开他。

恒河女神一共为桑塔努王生了八个儿子，但基于诅咒，前七个儿子都在一出生后，就被恒河女神丢进恒河里溺死，而能直接回到天界。但桑塔努王受不了爱妻一再让儿子溺死，便阻止她杀死第八个儿子，也就是毗湿摩，又称"恒河之子"。

因为桑塔努王干涉了恒河女神的行为，而圣人瓦西斯塔的诅咒也已经成真，恒河女神只好返回恒河。长大后的毗湿摩，顺理成章成为王位继承人。

桑塔努王因为思念爱妻而常常到恒河边，有一天，他看到一名美艳绝伦的渔家女沙堤瓦蒂（Satyavati），并爱上了她，于是向她父亲请求婚配。沙堤瓦蒂的父亲开出条件，要求桑塔努王承诺他和沙堤瓦蒂的儿子将来能继承王位。毗湿摩为了成全父亲，发下重誓：放弃王位继承权；终生独身，不会有子嗣可继承王位；同时誓死效忠俱卢族。因此，桑塔努王赐给毗湿摩一个祝福：他可以自由选择死亡的时间。

沙堤瓦蒂后来生了两个儿子，齐特拉伽达（Chitrangada）和韦琪陀比耶（Vichitravirya）。齐特拉伽达不幸早逝。毗湿摩为了让韦琪陀比耶娶亲以生下子嗣，便用抢亲的方式抢来迦尸国（Kashi）的三位公主。其中，大公主"安巴"（Amba）早有意中人"沙鲁瓦王"（Shalva）。毗湿摩在得知此事后，立刻放走了安巴。但沙鲁瓦王认为安巴已被他人抢走，可能已失清白，不愿再娶她。为此，安巴怨恨着毗湿摩，发下复仇的毒誓后便引火自焚，投胎成为般遮拉国（Panchala）的公主，名叫"诗康荻"（Shikandi）。后来，诗康荻与一个夜叉（Yaka）交换性别，变成男子。在婆罗多族大战中，他成为般度族军队中的一员战将，一心一意要杀死毗湿摩。

❋

话说回来，韦琪陀比耶未让两位妻子怀有子嗣，便过世了。于是，沙堤瓦蒂找来在森林中修炼苦行的仙人"毗耶娑"（Vyasa），请求他与韦琪陀比耶的两位遗孀行房，生下两个儿子——杜力塔罗斯托（Dhritarashtra）和般度。

杜力塔罗斯托天生眼瞎，因此由般度继承王位。杜力塔罗斯托生有百子，长子名叫"杜尤丹纳"（Duryodhana）。般度生有五子，长子名叫"尤帝士提尔"（Yudhisthira，见"25鹤式"）。这便是婆罗多族的两支后裔，前者为"俱卢族"（Kaurava），后者为"般度族"。

不久后，般度过世了，但因两支后裔均还幼小，便由眼盲的杜力塔罗斯托代为执政。

般度的长子尤帝士提尔成年后，原本应该是正统的王位继承人，但杜尤丹纳心有不甘，企图接下王位。于是，他奸诈的叔叔"沙库尼"（Shakuni）设计了一连串的诡计，要帮他害死般度族。这些诡计让般度五子忍无可忍，终究爆发了婆罗多族大战。

❋

毗湿摩因经过多年的修炼，再加上来自父亲的不死祝福，而拥有无限的战力和智慧。后来，以尤帝士提尔为首的般度族，与以杜尤丹纳为首的俱卢族发生战争，身为伯祖父的毗湿摩受到"誓死效忠俱卢族"的誓言束缚，必须站在杜尤丹纳这边，并担任俱卢族的统帅，这让俱卢族在大战初期占有上风。不过，毗湿摩的内心很痛苦，因为他深爱般度五子，不想看到他们死在战场上。

在婆罗多族大战来到第九天的夜晚，般度五子和军师奎师那决定直接向毗湿摩请教杀死他本人的办法。毗湿摩提点他们，可以躲在已变成男身的诗康荻后面杀死他，因为毗湿摩认定诗康荻是女子，而他的原则是不与女子交战。

隔天，俱卢族和般度族又经过一天的血腥厮杀。黄昏时分，般度五子中的阿周那躲在诗康荻身后，不断用箭射向毗湿摩。毗湿摩没有还手，最后全身被射满了箭而不支倒地，如同躺在用箭撑起的箭床上。

这时，双方停止战斗，聚集在大家长毗湿摩的身边。濒临死亡的毗湿摩无力地倒挂着头，却拒绝大家用枕头帮他垫起头部，反而叫阿周那再射出三支箭，以便撑起他的头。毗湿摩躺在箭床上，奄奄一息地劝说俱卢族与般度族的子嗣应该和解。

但杜尤丹纳不肯听毗湿摩的遗言，战争仍然持续了下去。最后，婆罗多族大战历经十八天正式结束，由尤帝士提尔所领导的般度族打了胜仗。而毗湿摩集中生命力呼吸，等待到第五十八个晚上，选择在冬至这个吉祥的时刻，离开他在箭床上的身体。

○ 瑜伽垫内的体会

在一般瑜伽课的最后，我们会练习摊尸式。而这个毗湿摩式，是模仿毗湿摩被阿周那的箭所射伤，所以在头、背、臀部、双手、双脚都放了瑜伽砖，身体根本动弹不得。我们在做摊尸式时动一动，不会有影响，但若是在毗湿摩式里动一动，可能就会因为不稳定而掉下来，所以比摊尸式更困难。

我们在垫内的练习就如同生活。有时生活让你忙得不可开交，像是流动的瑜伽练习，一个又一个动作接个不停。有时生活压力让你感到无法呼吸和无法动弹，如同毗湿摩式一样。你能够在这样的紧绷之下，顺畅呼吸和放下吗？佛说，握紧拳头，你的手里是空的；张开手掌，你拥有全世界。学会了放下，也就学会了拥有。我们以为自己能改变后果，但事实上，我们只能做该做的，剩下的就是臣服和把自己交出去。

○ 瑜伽垫外的哲思

毗湿摩经常被认为是奉献和牺牲的绝佳例子。他的名字对他来说是一个荣誉，因为这意味着他实践了严厉的誓言，始终保持独身生活。他从来没有表现出不必要的激情和愤怒，坚毅的性格使他成为真正的武士，也成为真理和义务的象征。不幸的是，像毗湿摩这样的人，在誓言的束缚下，生活中充满了孤独、矛盾、沮丧和悲伤。也许这正是圣人瓦西斯塔的诅咒，让毗湿摩注定要痛苦到最后一刻，甚至连死亡过程也非常痛苦。但是，他所拥有的坚强品格，让他从不回避自己的职责，也永远不会停止爱他所亲爱的人。

在史诗《摩诃婆罗多》中，毗湿摩的死亡是不可避免的。他的特殊背景、血脉关系和自愿透露如何杀死自己的方法，带领他到最后的处境。对我们来说，是什么把我们带到当下所活的这一刻？如果死亡将是我们最后的瑜伽练习，我们如何让它成为此生的高潮落幕？如果我们能选择死亡的时刻和情况，那会是什么状况？谁会陪伴我们谢幕？毗湿摩因前世偷窃而招致诅咒，因誓言而禁锢了生活，因权力斗争而被迫对亲情选边站，导致他的人生似乎成为一种谴责。但他仍在最终时刻，以敌对双方的共同长者身份，进行超越仇恨与人性的说法开示。

生活像是箭一般射向我们。佛陀提及，人的生命是苦，是源自其本身的性质。我们会慢慢变老、会生病，而且快乐的经验不会持续。这些现实是第一支箭。而当我们以悲伤、痛苦、抱怨和后悔来回应时，或者想要紧紧抓住终会结束的快乐，就像第二支箭射向自己。我们不能避免第一支箭，但可以通过学习活在当下，和面对不舒服环境时不起反应，来避免第二支箭。帕坦伽利的《瑜伽经》（2.16）告诉我们："未来的痛苦可以避免。"（Heyam dukkham anagatam.）毗湿摩通过平静地接受伤口，来阐释了这一原则。虽然身体痛苦，但他用所剩无几的时间安慰并教导他的家人和学生——而他们正是用箭射入他身体的人。接下来，生活还是会像箭一般地射向你，你能是毗湿摩吗？

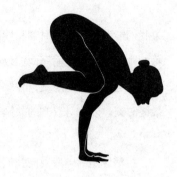

25
鹤式
Bakasana

鹤式体位法的故事，撷取于史诗《摩诃婆罗多》第三篇《森林篇》（310—324）。死神阎摩以鹤（Baka）的守护者形象出现，向尤帝士提尔问许多有关道德、宗教、哲学等问题，也就是著名的"正义之鹤"（Yaksha Prashna）的故事。

森林中，隐居着从王子身份被放逐长达十二年的般度五子，分别为尤帝士提尔、毕玛、阿周那，还有双胞胎兄弟"纳库拉"（Nakula）和"萨哈戴瓦"（Sahadeva）。大哥尤帝士提尔的性格最沉稳、严谨及刚直。

有一天，兄弟们狩猎时追逐着一头鹿，途中，大哥尤帝士提尔感到疲累和口渴而停下来休息。纳库拉主动说要去找水，并在不远处发现一座美丽的湖。但是，他没看到任何动物，只有一只巨鹤肃静地伫立在湖边。

正当纳库拉要取水时，巨鹤说话了："我是湖的守护者，你若没有通过我的允许和考验而自行用水，湖水会变成毒水！"

纳库拉看了看清澈透亮的湖水，想了想口渴的兄弟，瞧了瞧不具威胁性的巨鹤，便不加理会地取了水并直接喝一大口，不一会儿，他竟倒在岸边，中毒身亡。

纳库拉的双胞胎兄弟萨哈戴瓦跑来找人，看到已死的兄弟，因为不相信巨鹤的说辞，也故意饮用了湖水，随后亦一命呜呼。

英勇的阿周那和强壮的毕玛受到大哥的指示，一一前来寻找兄弟，但都躲不过同样的命运。

等不到任何回音的尤帝士提尔，最后只得亲自前往查看，并循着足迹来到了湖边。他发现兄弟们个个都躺在地上，已无生命迹象，感到悲恸且纳闷不已。当他正想取一口湖水来解渴时，突然从空中传来一个声音说："你先回答我的问题，只有通过测试，才有资格饮用湖水，否则你便会像他们一般，因饮用湖水而死去。"

处变不惊的尤帝士提尔心里已有底，于是冷静下来说："你问吧！不过请你先现身。"

原来发声者是一只巨鹤。尤帝士提尔耐住性子，聚精会神地解出巨鹤提出的一道道问题。

巨鹤："谁造就日出？伴随着日出的是什么？谁使它日落？从中生成何物？"

尤帝士提尔："梵天创造了日出。众天神追随着他。自然法则造就它的日落，而真理应运而生。"

巨鹤："如何能使人得到学问？如何能使人成就伟大？何种是次等成就？如何能得到聪明才智？"

尤帝士提尔："研读古老经典可使人得到学问。借由苦行的修行者可获得大成就。有聪明才智之人只能算在次等地位。通过服务长者前辈才能得智慧。"

············

巨鹤："什么比大地本身还重？什么比天还高？什么比风还快？什么的数量比草还多？"

尤帝士提尔："母亲比大地还重，父亲比天还高，心念比风还快，念头比草还多。"

巨鹤："什么睡觉时不需闭眼睛？什么在出生前均不动？什么没有心？什么靠自身推动力即可上涨？"

尤帝士提尔："鱼睡觉时不需闭眼睛。鸡蛋出生前均不动。石头没有心。河流靠自身推动力能上涨。"

巨鹤："谁是被放逐者的朋友？谁是一家之主的朋友？谁是受病痛者的朋友？谁是即将死去之人的朋友？"

尤帝士提尔："在遥远土地上的朋友，是被放逐者的同伴。一家之主的朋友是他妻子。病痛者的朋友是医生。即将死去之人的朋友是慈悲。"

…………

巨鹤："最值得夸赞的事是什么？最有价值的财产是什么？最好的获利是什么？最好的快乐状态是什么？"

尤帝士提尔："最值得夸赞的事是纯熟技能。最有价值的财产是知识。最好的获利是健康。最好的快乐状态是知足。"

…………

巨鹤："舍弃什么可受人喜爱？舍弃什么不会使人后悔？舍弃什么能使人富足？舍弃什么能使人获得快乐？"

尤帝士提尔："舍弃傲慢，可成受人喜爱之人。舍弃愤怒，不会让人后悔。舍弃欲望，会使人成为富足。舍弃贪婪，就会得到快乐。"

…………

巨鹤："被认定的苦行生活之指标是什么？什么是真正的束缚？

什么构成宽恕？什么是羞耻心？"

尤帝士提尔："安住在自己的宗教活动中，被视为奉行苦行。一切真正的束缚，来自心灵的束缚。宽恕是包容憎恨。有羞耻心会让人远离所有不足取的行为。"

巨鹤："什么是知识？什么是宁静？什么是慈悲的元素？什么是简单？"

尤帝士提尔："真实不虚的知识源自神性。真正的宁静来自内心。慈悲的元素是祝福万物喜乐。简单则是内心的静默。"

巨鹤："什么样的敌人是难以攻克的？什么疾病是无法治愈的？什么样的人是正直和不正直？"

尤帝士提尔："生气是无法征服的敌人。贪求形成不治之症。正直的人冀求众生幸福，不正直的人是无情之人。"

巨鹤："什么是耐心？"

尤帝士提尔："真正的耐心，在于能征服所有感官。"

巨鹤："什么是真正的斋戒洗礼？"

尤帝士提尔："真正为斋戒而做的沐浴，是洗涤心灵所有的杂质。"

巨鹤："什么是欲望的来源？"

尤帝士提尔："欲望源自拥有的对象。"

…………

一直立于湖心的巨鹤，又问了四个深具人生意义的问题，并允诺若尤帝士提尔能回答的话，就让他的一位兄弟复活。

巨鹤："什么样的人是真正快乐的？什么是最令人难以置信的事？什么是人生的道路？什么是最新的消息？"

尤帝士提尔："真正快乐的人，每日在家亲自下厨煮蔬食，没有债务，也不需远离家乡。"

"最令人难以置信的事，是日复一日，无数众生正迈向死神处，然而他们宁可将真相抛诸脑后，而认为自己能永远一直活下去。"

"只凭争辩无法获得确定的结论，因为每个人的听闻均不同，甚至每位圣人的见解也不全然被所有人接受，所有宗教和职责的真相隐藏在洞穴中，因此唯一的人生道路是跟随着伟人的足迹走。"

"这个充满无知的世界就好比油锅。太阳是火，夜以继日是燃料，季节不断交替是汤勺，而时间本身则是主厨，它正用这些工具煎熬着处在油锅中的众生。这便是物质世界的真相，也是每日的最新消息。"

…………

巨鹤一共问了一百二十四个关于宗教、哲学及形而上学的问题。

✦

巨鹤十分满意尤帝士提尔的精妙解答，他说："王啊，现在你可以从弟弟当中挑选一个让他复活。"尤帝士提尔稍稍沉思后，便选了纳库拉。巨鹤惊讶地问："为什么你不选毕玛或阿周那？他们是你同一个母亲所生的啊！"

尤帝士提尔说："人若放弃品德，就会迷失自己。最高的品德是永远不要带给别人痛苦（即不伤害、非暴力）。我选择四弟，如此一来，我母亲和二娘都有儿子活着，所造成的伤害是最轻微的。"

巨鹤说："王啊！你真正体现了非暴力的精神，超越了一己的私利和悲乐，所以，我愿意赦免你的四个弟弟。"

尤帝士提尔因为正见及正念，成了最大的赢家。后来，巨鹤更应他的请求而揭露自己真正的身份。原来，这巨鹤是死神阎摩的化身。

○ 瑜伽垫内的体会

在这个结合肌耐力与平衡感、力与美的体位法中，全身重量几乎集中于两条细长的手臂上，要能展现如优雅的鹤般，"如如不动"于动作停留上，并非只是臂力与技巧的练习而已，绝对需要搭配一颗"止于一念"的心。

偏偏最难调伏的，正是心。

一生中，我们均处于自觉或不自觉的起心动念中，而影响着每时每刻不断变动的状态。

鹤式可协助我们借由动作的完成，而达到感官的协调及整合，进而平复悸动的心。在垫内练习时，建议将眼睛凝视于地面某一点，心念亦专注于同一点上，慢慢地进入止于一念的停留。初期是在垫内的数秒或数分钟的止于一念，借由持续不断的练习，慢慢延伸至垫外的生活中。真正的瑜伽人是垫内与垫外皆在修心。

○ 瑜伽垫外的哲思

日常生活中，难免会遇到立场不同的人，如婆媳、老板、员工，或学校、商场、职场的竞争对手等。这个故事提醒我们可先抛下成见、个人情绪，或愿意先尊重对方的想法后，再多加思考。在互动中多一些同理心或将心比心，不但可减少不必要的冲突与对立，也可从中学习到或激发出更多的正向可能性和智慧增长，这才是双赢的局面。

　　如同"我的心"组成"悟"字。小则悟到"境随心转"，大则悟"道"、宇宙究竟真理。就如同故事中两方的问与答，虽然源自至少两千八百年前的史诗摘录，却仍然值得现代人细细地阅读与咀嚼。

26

拉弓射箭式

Akarna Dhanurasana

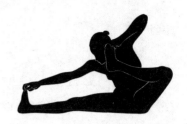

　　一个阳光明媚的早晨，一群年轻的男孩带着他们的弓箭聚集在一起。他们是般度五子和俱卢族的一百个儿子。由于双方都是堂兄弟，并有着争夺未来王位之野心（详见"24毗湿摩式"），打从孩提时代，彼此间就存在着对立与竞争。

　　这天，他们的共同导师和军事专家朵那举办一场比赛，想要测试他们专注的能力。朵那在小溪对岸的树上，设置了一只木头小鸟，并告诉这些男孩："今天我想看看你们谁能把箭射过河，并击中那只木鸟的眼睛。"

　　那只木鸟从他们所站的位置看起来非常微小，但男孩们都相信自己能通过老师的测试。心想，他们以前都能捕猎很大的动物，这只不动的小木鸟怎么能称为挑战呢？每个年轻王子都迫切地等待朵那叫他们的名字，想要好好表现一番。

　　第一个被叫出去的，是般度五子的大哥——尤帝士提尔。他开始拉紧弓弦。

　　朵那问："你能清楚看见那只鸟吗？告诉我，你看到的所有东西。"

尤帝士提尔说："我看到木鸟、树枝和树。我看到移动的叶子，有更多的小鸟坐在同一棵树上。我看到流水、草地、其他树木、天空！"说完后，他等待着老师的射击命令。

朵那说："放下你的弓回去吧！尤帝士提尔，你打不到木鸟的眼睛。"

尤帝士提尔虽然有些困惑，还是默默地走回兄弟那里，没有提出问题。

朵那叫下一个男孩向前，并提了同样的问题，要他说出看到的一切。再一次，这个男孩被告知把弓收起来。接下来的男孩都是以相同的模式结束，直到最后，朵那叫了阿周那。阿周那是朵那最爱的学生之一，朵那给了他一个会心的微笑。

年轻的王子阿周那走出来，拿起弓，摆好箭并拉紧弦。

"阿周那，告诉我你看到了什么？"朵那问。

"我只看到木鸟的眼睛！"阿周那回答时，眼睛眨也不眨。

他的老师继续问："你能看到树和天空吗？或是树枝上坐着的那只鸟呢？"

"不，老师，我只看到眼睛，别无其他！"阿周那说，他持续拉着弓箭等待，并维持坚定的目光。

朵那很满意他的回答并看了一下其他男孩，男孩们缄默地频频点头，因为他们明白了今天所要学习的功课。朵那很开心，因为他最喜欢的学生之一能够通过他的测试。于是他下达指令："射击！"

随着响亮的声音，箭头直入木鸟的眼睛。当所有男孩惊讶地看着阿周那的同时，"砰"的一声，小鸟落下。

过了一会儿，朵那拍拍阿周那的背，说："年轻的王子们，现在你们知道也看到了，这就是专注的力量！"

○ 瑜伽垫内的体会

此体位法是将身体模拟成拉着弓，蓄势待发地欲将箭射出的样子。在正式的射箭比赛中，几秒内能否箭中红心，端看练习数年或数十年的功夫于当下展现实力。看似容易的体位法，实际上是融合了几大体位法的元素，如贴地打直的脚之延展度，被抬起的脚之髋关节柔软度，上方手臂的肌耐力和被拱起的大腿之肌力等，以至于有时会顾此失彼地无法定位好身体。若为了想尽量呈现完美的拉弓弧度，念头容易沦于手脚的定位调整，而非专注于前方的"红心"目标。

每个人都有无限可能的内在能量，待我们去利用、转化及运用，但那需要经年累月的学习与努力。这过程有时不容易，甚至困难重重，需要一直去调整、修正，甚至重新定位，才能有所进步。但在过程中，别忘了自己设定的目标，专注于志向目标，才不会模糊或走偏了自己的人生定位。切记，人生无法重来。

○ 瑜伽垫外的哲思

为何要练瑜伽、学瑜伽？相信每个人都会疑惑，并想探索此生的意义为何。人虽然不敌生老病死之必然过程，但生命意义不会只是物质层面的终其一生。一旦个体灵性觉醒的契机成熟，经过蜕变洗礼后，体认到真爱与真理，延续了生命价值与意义传承，了悟到真我实相与朝向解脱之道，即不虚此生。而瑜伽是一门可协助我们理解及了悟生命课题的灵性工具，是帮助我们通往究竟真理大门的钥匙。

以下通过《阿闼婆吠陀·曼达卡奥义书》(*Atharva Veda, Mundaka Upanishad*)诗词般的原经文，与您分享瑜伽修炼之超然意义和灵性修持之精髓。

> 把持好如弓的奥义书智慧，
> 求道者用冥想磨利箭头，心念如箭，对准目标。
> 完全专注于拉弓上，并射中目标。
> 哦，吾友，亘古不变的永恒真理，即是目标。
>
> ——《曼达卡》(2.2.3)

> ॐ(OM)是弓，
> 真我(Atma)是箭，
> 梵(Brahman)是目标，
> 准确地瞄准后，就如弓箭与目标合而为一。
>
> ——《曼达卡》(2.2.4)

笔者黄蓉的印度上师在静坐课中曾教导，在内观中先思索"谁是我""我是谁"的问题，并要我们即使在日常的行住坐卧间，都要保持觉察，关照"谁"在生起喜、怒、哀、乐、贪、嗔、痴等心念。那么，头脑的我会越来越少，内在真我将会越来越彰显。

印度圣哲拉马纳·马哈希(Ramana Maharshi, 1879—1950)提

及，要让人明白自性的首要法门便是智慧之路，即是以"我是谁"为形式的自我参问。印度女瑜伽士阿南达玛依·玛（Anandamayi Ma,1896—1982）的一则教导说："常自问'谁是我？'你终将找到答案。看看一棵树，它从一粒种子长成一棵大树；这粒种子只是众多种子里的一粒，而所有种子都依序长成大树。没有两颗水果长得一样。然而，一样的生命力在树上的每一处跳动着。就如同真我的无所不在。"祝福瑜伽有缘人因内在种下一粒瑜伽种子，终将长成智慧大树，得到究竟真理的美好果实。

图书在版编目（CIP）数据

身心灵合一的瑜伽体位法 / 黄蓉，陈静娴著．—北京 ：北京时代华文书局，2020.6

ISBN 978-7-5699-3600-1

Ⅰ．①身… Ⅱ．①黄… ②陈… Ⅲ．①瑜伽－基本知识 Ⅳ．① R161.1

中国版本图书馆 CIP 数据核字（2020）第 035647 号

中文简体版通过成都天鸢文化传播有限公司代理，经大雁文化事业股份有限公司橡实文化授权中国大陆地区独家出版发行。非经书面同意，不得以任何形式，任意重制转载。本著作限于大陆地区发行。

北京市版权局著作权合同登记号 字：01-2017-4351

身心灵合一的瑜伽体位法
SHENXINLING HEYI DE YUJIA TIWEI FA

著　　者｜黄　蓉　陈静娴

出 版 人｜陈　涛
责任编辑｜周　磊
执行编辑｜李唯靓
责任校对｜陈冬梅
装帧设计｜孙丽莉　赵芝英
责任印制｜訾　敬

出版发行｜北京时代华文书局 http://www.bjsdsj.com.cn
　　　　　北京市东城区安定门外大街 138 号皇城国际大厦 A 座 8 楼
　　　　　邮编：100011　　电话：010 - 64267955　64267677
印　　刷｜三河市嘉科万达彩色印刷有限公司　0316 - 3156777
　　　　　（如发现印装质量问题，请与印刷厂联系调换）
开　　本｜880mm×1230mm　1/32　印　张｜5.75　字　数｜147 千字
版　　次｜2021 年 10 月第 1 版　印　次｜2021 年 10 月第 1 次印刷
书　　号｜ISBN 978-7-5699-3600-1
定　　价｜42.00 元